Lothar Schott

Krankenhausarzt und freier Beruf

Umfang und Grenzen fachlicher Weisungsbefugnis innerhalb des ärztlichen Dienstes

Diplomica Verlag GmbH

Schott, Lothar: Krankenhausarzt und freier Beruf. Umfang und Grenzen fachlicher
Weisungsbefugnis innerhalb des ärztlichen Dienstes, Hamburg, Diplomica Verlag
GmbH 2016

Buch-ISBN: 978-3-95934-996-3
PDF-eBook-ISBN: 978-3-95934-496-8
Druck/Herstellung: Diplomica® Verlag GmbH, Hamburg, 2016

Bibliografische Information der Deutschen Nationalbibliothek:
Die Deutsche Nationalbibliothek verzeichnet diese Publikation in der Deutschen
Nationalbibliografie; detaillierte bibliografische Daten sind im Internet über
http://dnb.d-nb.de abrufbar.

Das Werk einschließlich aller seiner Teile ist urheberrechtlich geschützt. Jede Verwertung
außerhalb der Grenzen des Urheberrechtsgesetzes ist ohne Zustimmung des Verlages
unzulässig und strafbar. Dies gilt insbesondere für Vervielfältigungen, Übersetzungen,
Mikroverfilmungen und die Einspeicherung und Bearbeitung in elektronischen Systemen.

Die Wiedergabe von Gebrauchsnamen, Handelsnamen, Warenbezeichnungen usw. in
diesem Werk berechtigt auch ohne besondere Kennzeichnung nicht zu der Annahme,
dass solche Namen im Sinne der Warenzeichen- und Markenschutz-Gesetzgebung als frei
zu betrachten wären und daher von jedermann benutzt werden dürften.

Die Informationen in diesem Werk wurden mit Sorgfalt erarbeitet. Dennoch können
Fehler nicht vollständig ausgeschlossen werden und die Diplomica Verlag GmbH, die
Autoren oder Übersetzer übernehmen keine juristische Verantwortung oder irgendeine
Haftung für evtl. verbliebene fehlerhafte Angaben und deren Folgen.

Alle Rechte vorbehalten

© Diplomica Verlag GmbH
Hermannstal 119k, 22119 Hamburg
http://www.diplomica-verlag.de, Hamburg 2016
Printed in Germany

Gliederung

1	Einleitung	1
2	Entwicklung der Krankenhausstruktur in Deutschland	3
3	Ärzte im Krankenhaus	10
3.1	Klassische Hierarchiestufen im ärztlichen Dienst	10
3.1.1	Arzt in Weiterbildung / Assistenzarzt	10
3.1.2	Facharzt	12
3.1.3	Funktionsoberarzt	14
3.1.4	Oberarzt	15
3.1.5	Leitender Oberarzt	16
3.1.6	Chefarzt / Leitender Arzt	17
3.1.7	Ärztlicher Direktor	20
3.2	Strukturwandel im ärztlichen Dienst der Krankenhäuser	21
3.2.1	Arbeitsmarkt	21
3.2.2	Fachliche Diversifizierung	22
3.2.3	Arbeitsplatz Krankenhaus	24
4	Die Weisungsbefugnis im Arbeitsrecht	28
5	Die Berufsfreiheit	32
6	Die freien Berufe	36
6.1	Erbringung von Dienstleistungen höherer Art	39
6.2	Anforderungen an die Ausbildung	39
6.3	Persönliche Leistungserbringung und Arztvorbehalt	40
6.4	Vertrauensbeziehung	43
6.5	Problem der wirtschaftlichen Selbständigkeit	46
6.6	Gemeinwohlverantwortung	49
6.7	Selbstverwaltung	55
6.8	Eigenbestimmtheit und fachliche Unabhängigkeit	58

7	**Therapiefreiheit und Weisungsrecht zwischen Ärzten**	63
7.1	Definition und Rechtsgrundlagen	63
7.2	Medizinische Standards als Korrelat der erforderlichen Sorgfalt	65
7.3	Facharztstandard als Voraussetzung für die Therapiefreiheit	70
7.4	Die relative Therapiefreiheit bei Ärzten in Weiterbildung	73
7.5	Der Facharzt als Garant des medizinischen Standards	79
7.6	Die besondere Rolle des Chefarztes	85
8	**Zusammenfassung und Lösungsansätze**	**89**

Literaturverzeichnis **94**

Verzeichnis verwendeter Entscheidungen **115**

Verzeichnis verwendeter Gesetze und Verordnungen **123**

Über den Autor **128**

Für die Fälle, in denen aus Gründen der besseren Lesbarkeit auf die gleichzeitige Verwendung männlicher und weiblicher Formen verzichtet wird, gelten sämtliche Personenbezeichnungen gleichwohl für beiderlei Geschlecht.

1 Einleitung

Krankenhäuser sind in Deutschland traditionell hierarchisch strukturiert[1]. Das gilt auch für den ärztlichen Dienst. Nach Max Weber ist Herrschaft als traditionell zu werten, wenn sie ihre Legitimation auf „altüberkommene Ordnungen" stützt[2]. Traditionen führen häufig ein Eigenleben, sie rechtfertigen sich selbstreferenziell. Entgegenstehende Gründe aus Vernunft, des Rechts oder der Ökonomie können beharrende Kräfte nur schwer beeinflussen[3].

Fortentwicklung und Spezialisierung der Medizin verändern die Krankenhauslandschaft ebenso wie demographische Entwicklung und Probleme um die Krankenhausfinanzierung. Diese gehen mit einer gewissen Kostenbelastung für die Kliniken einher, aber auch mit immer höheren Ausgaben im Gesundheitswesen. Seit dem Jahr 2003 wurde schrittweise das Fallpauschalensystem[4] zur Abrechnung stationärer Leistungen eingeführt. Mittlerweile hängt das wirtschaftliche Betriebsergebnis wesentlich von aufwändigen Operationen und anderen Eingriffen ab. Mit der Folge eines zunehmendem ökonomischen Drucks auf leitende Ärzte, rentable Leistungen zu erbringen und dieses Vorgehen auch innerhalb der Abteilungen durchzusetzen.

In den vergangenen Jahrzehnten änderte sich die Personalstruktur der Kliniken grundlegend. Bedingt vor allem durch umfangreichere Weiterbildungsmöglichkeiten, Reformen zur Arbeitszeit und bessere

---

[1] Weidmann, Reiner: Rituale im Krankenhaus, 2. Auflage, Ullstein Mosby, 1996, S. 115 f.
[2] Weber, Max: Wirtschaft und Gesellschaft - Grundriß der verstehenden Soziologie, 1922, Kapitel III Typen der Herrschaft, 3. Traditionelle Herrschaft.
[3] Goethe, Johann Wolfgang von: Faust 1 - Eine Tragödie, Text im Projekt Gutenberg, 1808, Kapitel 7 Mephistopheles / Schüler.
[4] DIMDI: G-DRG-System - Fallpauschalen in der stationären Versorgung.

Bezahlung wurde die Tätigkeit im stationären Bereich attraktiver, so dass immer mehr Ärzte dort immer länger in Facharzt- oder leitender Position arbeiten. Die Mehrzahl der Krankenhausärzte verfügt heute über eine Facharztweiterbildung, häufig verbunden mit mehreren Zusatzqualifikationen.

Der Beruf des Arztes gilt als Inbegriff des freien Berufs. Die damit verbundene Unabhängigkeit der Berufsausübung findet ihren Idealtyp im Arzt, der in freier Praxis tätig ist. Im Krankenhaus ist der Arzt dagegen in die Organisationsstruktur der Klinik eingebunden. Das Direktionsrecht des Arbeitgebers kommt hier zur Geltung. Es wird gegenüber nachgeordneten Ärzten nicht nur vom Träger der Klinik, sondern auch von Ärzten in Leitungsfunktion ausgeübt.

Fehlende Vorkenntnisse aus dem Studium mangels Vorlesungen über Berufs- und Arbeitsrecht[5] zusammen mit den meist nicht hinterfragten hierarchischen Strukturen führen zu Unwissenheit und Unsicherheit in der Ärzteschaft über das Ausmaß, in dem Ärzte in abhängiger Beschäftigung Anordnungen zu befolgen haben.

Ziel der vorliegenden Studie ist zu klären, in welcher Weise auch der Krankenhausarzt einen freien Beruf ausübt. Und weiter, welchen Stellenwert die Therapiefreiheit als Kern dieser Berufsfreiheit für die verschiedenen etablierten Hierarchiestufen des ärztlichen Dienstes hat. Dabei soll aufgezeigt werden, ob und inwiefern die traditionelle hierarchische Struktur des ärztlichen Dienstes in deutschen Krankenhäusern mit dem Berufsrecht vereinbar ist.

---

[5] ÄApprO, Approbationsordnung für Ärzte vom 27. Juni 2002 (BGBl. I S. 2405), zuletzt geändert durch Artikel 2 der Verordnung vom 2. August 2013 (BGBl. I S. 3005).

2 Entwicklung der Krankenhausstruktur in Deutschland

Die Veränderung der Krankenhauslandschaft in den vergangenen fünf Jahrzehnten ist durch Konzentration und Spezialisierung gekennzeichnet. Das betrifft in einem einigermaßen kontinuierlichen Prozess die alte Bundesrepublik bis 1990, der sich nach der deutschen Einheit letztlich bis heute fortsetzt. Bis 2007 hatten sich die Unterschiede typischer Krankenhauskennzahlen wie Bettendichte und Verweildauer zwischen Ost und West weitestgehend nivelliert[6]. Trotz Normierung statistischer Erhebungen[7] bleiben die Zahlen vor und nach 1990 nur eingeschränkt vergleichbar. Bei der Interpretation von Krankenhausdaten muss dieser Phase des Umbruchs und der Anpassung kritisch Rechnung getragen werden[8].

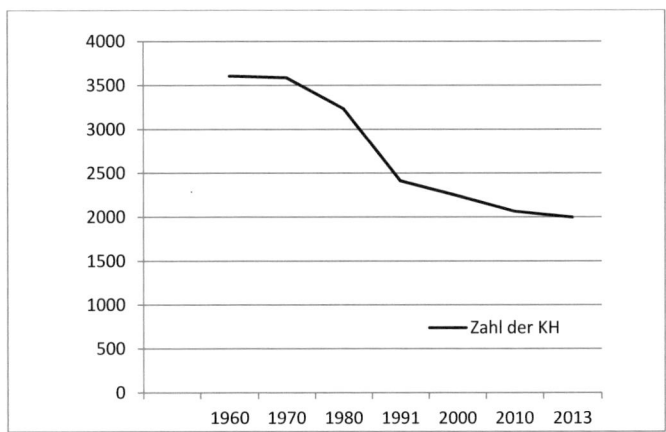

Abb. 1
Zahl der Krankenhäuser in Deutschland

---

[6] Jachertz, Norbert: 1989/2009 – 20 Jahre Deutsche Einheit: Annäherung auf günstigerem Niveau, Deutsches Ärzteblatt 106, Heft 45 vom 06.11.2009, S. A-2236 - A-2237, Themen der Zeit.
[7] Hoffmann, Ulrich: Neue Bundesstatistik über Krankenhäuser, Grundlage zum Aufbau eines statistischen Krankenhausinformationssystems, Statistisches Bundesamt, Sonderdruck aus Wirtschaft und Statistik 10/1990.
[8] Hoffmann, Ulrich: s.o.

Krankenhäuser						
1960	1970	1980	1991	2000	2010	2013
3604	3587	3234	2411	2242	2064	1996

Tab. 1 zu Abb. 1
Zahl der Krankenhäuser in Deutschland
Datenquellen für Tab. 1 – 4 [9,10,11,12,13,14,15]

Geschlossen wurden überwiegend kleinere Krankenhäuser, weniger in dünnbesiedelten ländlichen Regionen, sondern vor allem in den Städten oder ländlichen Verdichtungsbereichen[16]. Dadurch stieg die Zahl der Betten pro Klinik. Hatten 1970 noch 70 % der Häuser weniger als 200 und 83 % weniger als 300 Betten[17], lagen 2013 die entsprechenden Zahlen nur mehr bei 18 % bzw. 31 %[18]. Das statistische Durchschnittskrankenhaus aus dem Jahr 1960[19] hatte 162 Betten in 1,5 Fachabteilungen[20].

---

[9] Statistisches Bundesamt: Krankenhausstatistik 1970.
[10] Statistisches Bundesamt: Krankenhausstatistik 1980.
[11] Hoffmann, Ulrich: s.o.
[12] Deutsche Krankenhaus-Gesellschaft: Eckdaten Krankenhausstatistik - DKG e.V., 2014.
[13] Eurostat - Tables, Graphs and Maps Interface (TGM) table: Krankenhausbetten je 100 000 Einwohner.
[14] Statistisches Bundesamt, gbe-bund aus: Krankenhäuser / Vorsorge- oder Reha-Einrichtungen, Betten, Nutzungsgrad, u.a. nach Einrichtungsmerkmalen.
[15] Statistisches Bundesamt (Destatis): Staat & Gesellschaft - Krankenhäuser - Anzahl der Krankenhäuser, Betten und der Patientenbewegung.
[16] Deutsches Ärzteblatt: Krankenhausschließungen betreffen vor allem kleine Häuser, aerzteblatt.de, 26.08.2014.
[17] Statistisches Bundesamt: Krankenhausstatistik 1970.
[18] Statistisches Bundesamt gbe-bund aus: Krankenhäuser / Vorsorge- oder Reha-Einrichtungen, Betten, Nutzungsgrad, u.a. nach Einrichtungsmerkmalen.
[19] Statistisches Bundesamt: Krankenhausstatistik 1970.
[20] Vilmar, Karsten: Nicht das Gesundheitswesen, die Gesundheitspolitik ist krank, S. 217 - 229, in Heiß, Günter: Wie krank ist unser Gesundheitswesen? Das Gesundheitswesen in Deutschland und Europa an der Schwelle zum 21. Jahrhundert (Thomas Merz Verlag, 2000, Mainz). Chefarztzahlen von 1960.

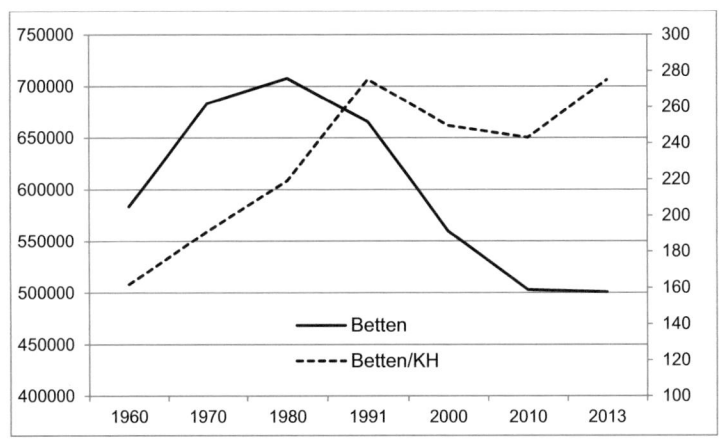

Abb. 2
Zahl der Krankenhausbetten insgesamt mit Maximum um 1980, danach Bettenabbau
Zunahme der Betten pro Krankenhaus bis etwa 1991, dann Konsolidierung

	1960	1970	1980	1991	2000	2010	2013
Betten	583500	683300	707710	665565	559651	502749	500671
Betten/KH	162	191	219	275	250	243	275

Tab. 2 zu Abb. 2
Datenquellen siehe Tab. 1

Die mittlere Verweildauer der Patienten betrug 28,7 Tage. Auf einen Chefarzt kamen 0,6 Ober- und 2,6 Assistenzärzte[21]. Das heißt, in knapp der Hälfte der Abteilungen war der Chefarzt der einzige Facharzt. Am häufigsten waren Innere Medizin, Chirurgie und Gynäkologie/Geburtshilfe vertreten. Noch 1970[22] und 1980[23] wurden drei Viertel der Betten in den Akutkrankenhäusern durch diese Fachabteilungen belegt.

---

[21] Vilmar, Karsten: Nicht das Gesundheitswesen, die Gesundheitspolitik ist krank, S. 217 - 229, s.o.
[22] Statistisches Bundesamt: Krankenhausstatistik 1970.
[23] Statistisches Bundesamt: Krankenhausstatistik 1980.

Primärdaten über die Entwicklung der Zahl der Fachabteilungen liegen nicht vor. Nachdem kollegiale Chefarztmodelle jedoch immer noch selten blieben[24], ist die Anzahl der Chefärzte ein brauchbarer Surrogatparameter hierfür. So hatten 2013 Krankenhäuser im Schnitt sieben Fachabteilungen.

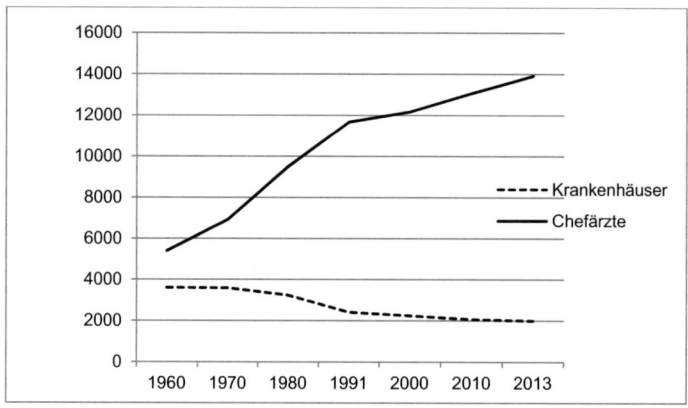

Abb. 3
Zahl von Krankenhäusern und Chefärzten als Surrogatparameter für die Zahl der Fachabteilungen

	1960	1970	1980	1991	2000	2010	2013
Krankenhäuser	3604	3587	3234	2411	2242	2064	1996
Chefärzte	5400	6923	9501	11676	12167	13065	13911

Tab. 3 zu Abb. 3
Datenquellen siehe Tab. 1

---

[24] Marburger Bund Bayern: Horn, Werner: Chefarztverträge / Kollegialsysteme, Email vom 06.04.2015.

Waren die Nachkriegsjahrzehnte noch von einer der Bevölkerungszunahme in der alten Bundesrepublik etwa proportionalen Zunahme der Krankenhausbetten[25,26] gekennzeichnet, fand seit 1980 bis 2013 ein Bettenabbau von 22 % statt. Im gleichen Zeitraum stieg die Zahl der Einwohner pro Krankenhausbett von 87 auf 147, eine Zunahme von 41 %[27]. Diese Entwicklung wurde durch die Umbrüche der Jahre ab 1990 nur wenig beeinflusst. Dennoch blieb Deutschland im europäischen Vergleich[28] Spitzenreiter bei der Versorgungsdichte mit Krankenhausbetten[29].

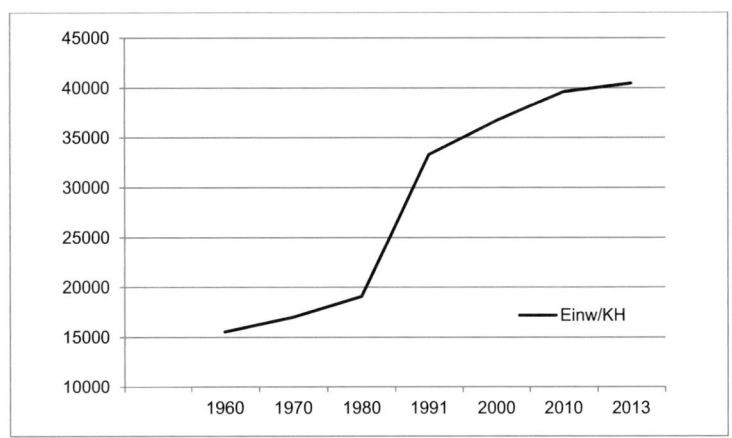

Abb. 4
Zahl der Einwohner, die statistisch von einem Krankenhaus versorgt werden

---

[25] Statistisches Bundesamt: Krankenhausstatistik 1970 und 1980.
[26] Statistisches Bundesamt: Gesundheitswesen, Reihe 6, Krankenhäuser.
[27] Statistisches Bundesamt, gbe-bund aus: Krankenhäuser / Vorsorge- oder Reha-Einrichtungen, Betten, Nutzungsgrad, u.a. nach Einrichtungsmerkmalen.
[28] Eurostat - Tables, Graphs and Maps Interface (TGM) table: Krankenhausbetten je 100 000 Einwohner.
[29] Statistisches Bundesamt (Destatis): Krankenhausbetten: Deutschland ist EU-Spitzenreiter, Europa in Zahlen.

	1960	1970	1980	1991	2000	2010	2013
Einw./KH	15527	17006	19066	33295	36690	39608	40467

Tab. 4 zu Abb. 4
Datenquellen siehe Tab. 1

Ein ökonomisch entscheidender Parameter ist die Verweildauer eines Patienten in einem Krankenhausaufenthalt. Von 1960 bis 2013 reduzierte sie sich auf fast ein Viertel und lag zuletzt bei 7,5 Tagen[30]. Und trotzdem verbleiben in Deutschland nach wie vor die Patienten länger stationär als in den meisten anderen europäischen Ländern[31]. Von 1991 bis 2013 wurden 29 % mehr Krankenhausaufnahmen verzeichnet. Die Verkürzung der Verweildauer konnte also den Bettenabbau überkompensieren[32].

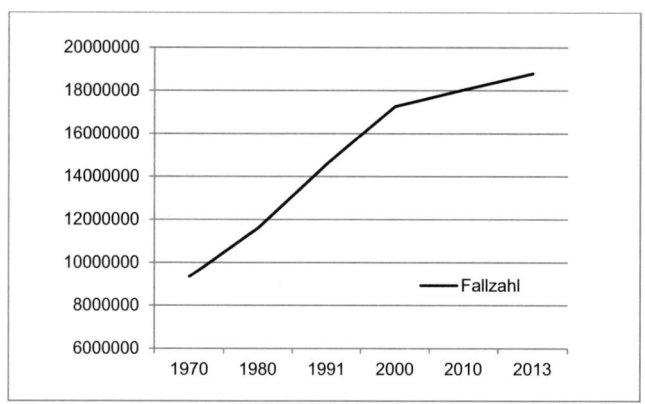

Abb. 5
Fallzahlen stationär behandelter Patienten. Vor 1991 nur in der alten Bundesrepublik.

---

[30] Statistisches Bundesamt (Destatis): Staat & Gesellschaft - Krankenhäuser - Anzahl der Krankenhäuser, Betten und der Patientenbewegung. Einrichtungen, Betten und Patientenbewegung 1991 bis 2013.
[31] Busse, Reinhard: Wie gut sind unsere Krankenhäuser im europäischen Vergleich? FG Management im Gesundheitswesen, Technische Universität Berlin, Vortrag in München vom 10.10.2013, Folie 5.
[32] Deutsche Krankenhaus-Gesellschaft: Eckdaten Krankenhausstatistik - DKG e.V., 2014.

1970	1980	1991	2000	2010	2013
9337705	11595558	14576613	17262929	18032903	18787168

Tab. 5 zu Abb. 5
Datenquellen siehe Tab. 1

Fazit I: Krankenhäuser in Deutschland werden weniger und größer. Sie versorgen immer mehr stationäre Patienten in kürzerer Verweildauer.

3 Ärzte im Krankenhaus

3.1 Klassische Hierarchiestufen im ärztlichen Dienst

3.1.1 Arzt in Weiterbildung / Assistenzarzt

Nach Abschluss des Medizinstudiums mit dem 3. Teil der Ärztlichen Prüfung und dem Erhalt der Approbation besteht Pflichtmitgliedschaft in jener der 17 Landesärztekammern, in deren örtlicher Zuständigkeit der Arbeitsplatz, ansonsten der Hauptwohnsitz liegt. Als Körperschaften des öffentlichen Rechts sind die Landesärztekammern, legitimiert durch die Heilberufekammergesetze[33] der Länder, verantwortlich für Belange der fünf- bis sechsjährigen Weiterbildung[34].

Nun beginnt klassischerweise die Berufslaufbahn mit dem Antritt einer Weiterbildungsstelle im Krankenhaus, seltener in einer Praxis. Trotz umfangreichen theoretischen Wissens, welches durch das Praktische Jahr im letzten Studienabschnitt gefestigt werden sollte, betreten ärztliche Berufsanfänger nicht nur in fachlicher Hinsicht Neuland, sondern werden meist unvorbereitet mit organisatorischen Problemen konfrontiert. Das betrifft die bis dahin ungewohnte exponierte Position gegenüber dem Pflegedienst, den Patienten und deren Angehörigen, aber auch Fragen der Selbstorganisation am Arbeitsplatz. Entsprechend groß ist gerade in den ersten Monaten, manchmal auch Jahren, der Bedarf an Betreuung durch erfahrene Ärzte. Die fachliche Unerfahrenheit begünstigt unsicheres

---

[33] z. B. Bayerisches Heilberufe-Kammergesetz - HKaG: Gesetz über die Berufsausübung, die Berufsvertretungen und die Berufsgerichtsbarkeit der Ärzte, Zahnärzte, Tierärzte, Apotheker sowie der Psychologischen Psychotherapeuten und der Kinder- und Jugendlichenpsycho-therapeuten in der Fassung der Bekanntmachung vom 6. Februar 2002.
[34] Bundesärztekammer: Medizinstudium und ärztliche Tätigkeit in Deutschland, 2015.

Verhalten in der Umsetzung von zuweilen widersprüchlichen Vorgaben dienstälterer bzw. vorgesetzter Ärzte. Wie steil die Lernkurve, und damit die Fähigkeit zu selbständigerem Arbeiten, ist, hängt neben der Persönlichkeit des weiterzubildenden Arztes von Intensität und Modus der Anleitung ab. So wie völliges Alleinelassen führt auch überprotektive Kontrolle nicht zur Ausbildung einer selbständigen ärztlichen Persönlichkeit. Mit subsidiärer Unterstützung in dem Wissen, das der betreuende Arzt in medizinischen oder sozialen Konfliktsituationen helfend zur Seite steht und gegebenenfalls eingreift, können die besten Weiterbildungsergebnisse erzielt werden. Das setzt aber voraus, das dem jungen Arzt die Freiheit gewährt wird, in einem fachlich vertretbaren Maß eigenverantwortlich Entscheidungen zu treffen. Notwendig und auch in der Rechtsprechung[35,36] unbestritten ist die Möglichkeit, eigene Kenntnisse unter Anleitung eines Facharztes zu erwerben. Der Facharzt, der den Assistenzarzt faktisch weiterbildet, kann, aber muss nicht notwendigerweise Arzt mit der formalen Weiterbildungsbefugnis der jeweiligen Landesärztekammer sein. Dabei stehen Weiterbilder, meist der Chefarzt, und Weiterzubildender in einem öffentlich-rechtlichen Verhältnis – unabhängig von den Arbeitsverträgen beider mit dem Krankenhausträger[37].

Ziel der Weiterbildung ist, dass der Arzt bis zur Facharztprüfung nicht nur abfragbares Wissen akkumuliert und die Bedingungen des Weiterbildungskatalogs[38] formal erfüllt, sondern die medizinische und

---

[35] BGH VI ZR 230/81, Urteil vom 27-09-1983 (Köln): *Rechtsproblematik der sogenannten Anfängeroperation*, NJW 1984, 655.
[36] OLG Koblenz 5 U 860/88, Urteil vom 13.06.1990: *Operation durch Assistenzarzt*, NJW 1991, 2967.
[37] Andreas, Manfred: Der Chefarzt und seine Mitarbeiter, Arztrecht, 35. Jahrgang, 20.01.2000, Verlag für Arbeitsrecht, Karlsruhe; S. 9.
[38] Bundesärztekammer: (Muster-)Weiterbildungsordnung 2003 in der Fassung vom 28.06.2013.

soziale Kompetenz erwirbt, den Beruf eigenverantwortlich auszuüben. So gesehen ist der Begriff des Assistenzarztes, wenngleich im Alltag meist gebräuchlich, etymologisch[39] nicht korrekt, weil er während der Weiterbildungszeit nicht nur, sondern immer weniger Hilfstätigkeiten vornehmen soll. Sofern die Bezeichnung „Arzt" nicht ausreichend genau die Stellung bezeichnet, sollte der Begriff „Arzt in Weiterbildung" verwendet werden.

3.1.2 Facharzt

Als Facharzt für ein bestimmtes Fach (z. B. für Neurologie) kann sich ein Arzt nach bestandener Facharztprüfung in einem der 33 Gebiete[40] der Medizin bezeichnen. Diese Qualifikation – gewissermaßen die „Meisterprüfung" – ist auch Voraussetzung für den Eintrag ins Arztregister der Kassenärztlichen Vereinigung als Bedingung für eine Niederlassung[41]. Ober- und Chefärzte im Krankenhausbetrieb sind ebenfalls Fachärzte. Dennoch beschreibt im Klinikalltag dieser Begriff Ärzte mit abgeschlossener Weiterbildung, die sich nicht in einer Führungsposition befinden. In früheren Jahrzehnten bedeutete die Zeit nach der Facharztprüfung nur eine kurze Interimsphase bis zur Niederlassung. Das schlägt sich auch in der Rechtsliteratur nieder, in der der Facharzt unter

---

[39] Lat. *assistere* = unterstützen, dabeistehen, sich hinstellen.
[40] (Muster-)Weiterbildungsordnung 2003 in der Fassung vom 28.06.2013.
[41] Ärzte-ZV - Zulassungsverordnung für Vertragsärzte in der im Bundesgesetzblatt Teil III, Gliederungsnummer 8230-25, veröffentlichten bereinigten Fassung, zuletzt geändert durch Artikel 4a des Gesetzes vom 20. Februar 2013 (BGBl. I S. 277).

Assistenzarzt subsumiert[42,43] oder gar nicht in Zusammenhang mit dem Krankenhaus[44] genannt wurde.

Nun verbleiben immer mehr Fachärzte längerfristig oder für die gesamte Dauer ihres Berufslebens im Krankenhaus[45]. Eine zunehmende Diversifizierung und Spezialisierung in der Medizin[46], die später noch näher erläutert werden wird, bietet die Möglichkeit, mit hoher Fachkompetenz interessante berufliche Positionen einzunehmen, zuweilen auch Nischen zu besetzen. Dabei werden Fachärzte weniger auf Station, sondern mehr in Funktionsbereichen zur selbständigen Erledigung ärztlicher Aufgaben eingesetzt. Begünstigt wurde diese Entwicklung durch die Neugestaltung des Tarifsystems seit dem Jahr 2006[47], wodurch der Verbleib im Krankenhaus auch wirtschaftlich attraktiver wurde. Zusätzlich zu den genannten 33 Gebieten der Medizin besteht in den Weiterbildungsordnungen der Landesärztekammern, die sich eng an die Musterweiterbildungsordnung der Bundesärztekammer anlehnen, die Möglichkeit, weitere Qualifikationen zu erwerben. Insgesamt sind Abschlüsse in 113 Facharzt-, Schwerpunkts- oder Zusatz-

---

[42] Lücke, Oliver: Die Hierarchie des ärztlichen Dienstes im Spannungsfeld von Direktionsrecht und freiem Beruf, Dissertation Universität Regensburg 1994.
[43] Hörle, Boris und Steinmeister, Martin in Wenzel (Hrsg.): Handbuch des Fachanwalts Medizinrecht, 3. Auflage 2013, Luchterhand Verlag; Kapitel 13 - Arbeitsrecht im Krankenhaus und in der Arztpraxis, S. 1611 Rn 5.
[44] Bender, Albrecht W. in Rieger/Dahm/Katzenmeier/Steinhilper (Hrsg.) Heidelberger Kommentar Arztrecht Krankenhausrecht Medizinrecht - HK-AKM, Grundwerk mit 55. Ergänzungslieferung, C.F. Müller, Heidelberg, München u.a., August 2014; 1280 Chefarzt(-Vertrag), S. 53, Rn 159.
[45] Hoffmann, Ulrich: Neue Bundesstatistik über Krankenhäuser, Grundlage zum Aufbau eines statistischen Krankenhausinformationssystems, Statistisches Bundesamt, Sonderdruck aus Wirtschaft und Statistik 10/1990, S. 693 - 702.
[46] Deutsches Ärzteblatt: Ärztliche Versorgung zwischen Spezialisierung und Ganzheitlichkeit, aezteblatt.de, 09.02.2015.
[47] als Beispiel: TV-Ärzte/VKA Tarifvertrag für Ärztinnen und Ärzte an Kommunalen Krankenhäusern im Bereich der Vereinigung der Kommunalen Arbeitgeberverbände vom 17. August 2006 in der Fassung des Änderungstarifvertrags Nr. 4 vom 6. März 2013 (Stand: 1. April 2013).

Weiterbildungen möglich[48]. Im Rahmen der Weiterbildung zu einer solchen Subspezialisierung gerät der Arzt in eine Hybridposition, da er zum einen schon Facharzt ist, zum anderen sich aber wieder in einer Weiterbildungsposition befindet. Entsprechendes gilt auch, wenn eine zweite Facharztqualifikation erworben wird, z.B. ein Internist sich noch zum Psychiater weiterbildet.

3.1.3 Funktionsoberarzt

Die Ernennung zum Funktionsoberarzt erfolgt meist, um engagierte Fachärzte, für die keine Oberarztstelle vakant ist, zum Verbleib zu motivieren. Eine tarifliche Höhervergütung ist damit nicht verbunden, weil in den Tarifverträgen diese Position, vom LAG Köln[49] als „Titularoberarzt" bezeichnet, nicht vorkommt[50]. Sollten dem Arzt allerdings Aufgaben übertragen worden sein, die einem Oberarzt zugeordnet werden könnten, besteht ein entsprechender Vergütungsanspruch[51]. Ähnlich wie in der katholischen Kirche[52] mit der Berufung von über 80-jährigen linientreuen Priestern in den Kardinalsstand werden zuweilen altgediente Fachärzte gewissermaßen ehrenhalber zu Funktionsoberärzten ernannt.

---

[48] (Muster-)Weiterbildungsordnung 2003 in der Fassung vom 28.06.2013.
[49] LAG Köln 5 Sa 990/08, Urteil vom 15.12.2008: *Eingruppierung als Oberarzt, Eingruppierungsregelung, Oberarzt, Titularoberarzt, Lehrveranstaltungen, Gehaltsdifferenz,* BeckRS 2009, 54531.
[50] als Beispiel: TV-Ärzte/VKA s.o.
[51] ArbG Rostock 1 Ca 1639/07, Urteil vom 15.01.2008, *Arbeitsverhältnis, Eingruppierung, Tarifverträge, Funktionsoberarzt,* BeckRS 2010, 69417.
[52] Papst Paul VI.: Ingravescentem aetatem - Lettera apostolica in forma di motu proprio con la quale viene definita l'età dei cardinali in relazione al loro ufficio, 1970.

3.1.4 Oberarzt

Obwohl eine Schlüsselfigur des ärztlichen Dienstes, war diese Position lange Zeit tarifvertraglich nicht einmal erwähnt[53]. Erst nach der Neustrukturierung der Tariflandschaft ab dem Jahr 2006, als der Marburger Bund als Gewerkschaft der Klinikärzte Tarifverträge mit den Ländern als Träger der Universitätskliniken[54], den kommunalen Arbeitgebern[55] und privaten Klinikketten[56] abschloss, bestanden erstmals verbindliche schriftlich fixierte Definitionen der Aufgaben eines Oberarztes. So ist nach der Protokollerklärung zu § 16c TV-Ärzte/VKA Oberarzt der Arzt, „dem die medizinische Verantwortung für selbständige Teil- oder Funktionsbereiche der Klinik bzw. Abteilung vom Arbeitgeber ausdrücklich übertragen worden ist." Ähnlich § 12 TV-Ärzte/TdL, hier außerdem ist „Oberarzt [...] ferner der Facharzt in einer durch den Arbeitgeber übertragenen Spezialfunktion, für die dieser eine erfolgreich abgeschlossene Schwerpunkt- oder Zusatzweiterbildung nach der Weiterbildungsordnung fordert." Trotz dieser Präzisierung oder vielleicht auch deshalb traten in der Folgezeit vereinzelt Eingruppierungsstreitigkeiten auf. Von Mitte der Nullerjahre an wurden hierzu gerichtliche Auseinandersetzungen geführt. Ab 2009 präzisierte das

---

[53] BAT Bundesangestelltentarifvertrag vom 23. Februar 1961, zuletzt geändert durch den 77. Änderungstarifvertrag vom 29. Oktober 2001 und den EuroTV vom 30. Oktober 2001.
[54] TV-Ärzte/TdL Tarifvertrag für Ärztinnen und Ärzte an Universitätskliniken vom 30. Oktober 2006 in der Fassung des Änderungstarifvertrages Nr. 4 vom 11. April 2013 (Stand: 1. März 2013).
[55] TV-Ärzte/VKA s.o.
[56] Pars pro toto: TV-Ärzte Helios/Rhön Tarifvertrag für Ärztinnen und Ärzte in den von Helios übernommenen Kliniken der Rhön-Klinikum AG im Geltungsbereich des TV-Ärzte RKA vom 01.07. 2014.

Bundesarbeitsgericht (BAG) in mehreren Urteilen[57,58,59,60] das Anforderungsprofil: Geregelt war nun auch, dass Spezialisierung und eigenverantwortliche Tätigkeit allein nicht genügen. Auch nachgeordnete Ärzte sind erforderlich, von denen mindestens einer Facharzt zu sein hat. Insgesamt hat das BAG das Einstufungsproblem eher restriktiv zugunsten der Arbeitgeber gelöst. Der zunehmende Fachkräftemangel[61] in der Medizin führte jedoch zu großzügigeren Lösungen. So wird die Vorgabe zu den nachgeordneten Ärzten nur in seltenen Fällen umgesetzt. Ein häufiges, wenngleich weder hinreichendes noch notwendiges Kriterium, ist die Teilnahme an einem Hintergrunddienst. Hatten in früheren Jahrzehnten Oberärzte zuweilen noch nicht einmal die Facharztprüfung absolviert[62], sind heute Oberärzte jedoch regelmäßig berufserfahren und formal, meist auch faktisch, hoch qualifiziert. Durchschnittlich 2,8 Oberärzte arbeiteten 2013 in einer Krankenhausabteilung[63], wobei diese Zahl in größeren Kliniken durchaus über 10 liegen kann.

3.1.5 Leitender Oberarzt

Der Leitende Oberarzt ist der ständige Vertreter des Chefarztes in der Gesamtheit seiner Dienstaufgaben. Diese Tätigkeit ist ebenfalls durch die

---

[57] BAG 4 AZR 836/08, Urteil vom 09.12.2009 (2. Instanz: LAG Rheinland-Pfalz): *Tarifgerechte Eingruppierung des Oberarztes*, JurionRS 2009, 33750.
[58] BAG 4 AZR 841/08, Urteil vom 09.12.2009 (2. Instanz: LAG Düsseldorf): *Tarifgerechte Eingruppierung des Oberarztes*, JurionRS 2009, 33751.
[59] BAG 4 AZR 149/09, Urt. v. 22. 9. 2010 (LAG Köln, Urt. v. 12. 11. 2008, Aktenzeichen 9 Sa 666/08): *Eingruppierung als Oberarzt nach TV-Ärzte/VKA – Begriff des Arbeitsvorgangs*, NJOZ 2011, 1456.
[60] BAG 4 AZR 670/09, Urt. v. 24. 8. 2011 (LAG Mecklenburg-Vorpommern, Urt. v. 22. 7. 2009 Aktenzeichen 2 Sa 262/08): *Eingruppierung als Oberärztin – Geforderte Schwerpunkt- oder Zusatzweiterbildung*, NJOZ 2012, 1524.
[61] Bundesärztekammer - Ärztestatistik 2013: Ärzte ohne ärztliche Tätigkeit.
[62] Hüttl, Peter Ernst: Arbeitsrecht in Krankenhaus und Arztpraxis, Berlin: MWV, Med.-Wiss. Verl.-Ges., 2011, S. 127.
[63] Hoffmann, Ulrich: Neue Bundesstatistik über Krankenhäuser, Grundlage zum Aufbau eines statistischen Krankenhausinformationssystems, Statistisches Bundesamt, Sonderdruck aus Wirtschaft und Statistik 10/1990, S. 693 – 702.

vorgenannten Tarifverträge normiert, wobei nach dem Tarifvertrag mit den kommunalen Arbeitgebern[64] diese Position in der Regel, nach den Verträgen mit Trägern von Universitäts- und privaten Kliniken[65,66] zwingend von *einem* Arzt ausgefüllt werden muss. Im Alltag wird diese tarifvertragliche Normierung zuweilen weniger streng umgesetzt. So finden sich Klinikabteilungen mit bis zu drei Leitenden Oberärzten. An Universitätskliniken werden zudem die Positionen eines Leitenden und eines Geschäftsführenden Oberarztes häufig auf zwei Personen verteilt.

3.1.6 Chefarzt / Leitender Arzt

Für den Leiter einer Fachabteilung, in größeren Krankenhäusern auch Klinik genannt, gibt es synonyme Begriffe: Chefarzt, Leitender (Abteilungs-) Arzt, an Universitätskliniken auch Klinikdirektor. Diese Funktion unterscheidet sich in tarif- wie in arbeitsrechtlicher Hinsicht wesentlich von all den anderen bisher besprochenen Hierarchiestufen[67]: Sie ist tarifvertraglich seit Ablösung des Bundesangestelltentarifvertrags[68] ausdrücklich nicht geregelt[69,70,71]. Die Gestaltung eines privatrechtlichen Arbeits- oder Dienstvertrags zwischen Chefarzt und Krankenhausträger ist grundsätzlich frei[72], orientiert sich aber meist an Vertragsmustern wie jenem der Deutschen Krankenhaus-Gesellschaft (DGK)[73]. Für das

---

[64] TV-Ärzte/VKA s.o.
[65] TV-Ärzte/TdL. s.o.
[66] z.B. TV-Ärzte Helios/Rhön s.o.
[67] Krocker, Karolin: Handbuch Arbeitsrecht: Chefarzt, www.hensche.de, 2014.
[68] BAT s.o.
[69] TV-Ärzte/VKA s.o.
[70] TV-Ärzte/TdL s.o.
[71] Z.B. TV-Ärzte Helios/Rhön s.o.
[72] Bender, Albrecht W. in Rieger/Dahm/Katzenmeier/Steinhilper (Hrsg.) Heidelberger Kommentar Arztrecht Krankenhausrecht Medizinrecht - HK-AKM, Grundwerk mit 55. Ergänzungslieferung, C.F. Müller, Heidelberg, München u.a., August 2014; 1280 Chefarzt(-Vertrag).
[73] Deutsche Krankenhausgesellschaft e.V.: Musterverträge der DKG - Chefarztvertrag, 2015.

aufwändige Auswahlverfahren haben sich differenzierte Grundsätze entwickelt[74]. Der Chefarzt ist Arbeitnehmer[75], sofern er, wie noch zuweilen im Hochschulbereich, keinen Beamtenstatus hat. Nur in seltenen Fällen sind Chefärzte zur selbständigen Einstellung und Entlassung von Arbeitnehmern berechtigt. Daher sind sie in der Regel auch keine Leitenden Angestellten im Sinne des Kündigungsschutzgesetzes[76]. Diesen Status haben sie ebenso wenig im Sinn des Betriebsverfassungsgesetzes[77], da Chefärzte nach Beschlüssen des BAG keine „unternehmens- oder betriebsleitenden Entscheidungen"[78] treffen[79]. Auch das Arbeitszeitgesetz[80] ist ausdrücklich nicht auf Chefärzte anzuwenden. Die Stellung eines Chefarztes ist gekennzeichnet durch die Letztverantwortung für die Behandlung der Patienten in seiner Fachabteilung[81]. Unstrittig ist seine Weisungsunabhängigkeit in medizinischen Fragen[82] gegenüber der Krankenhausgeschäftsführung aus

---

[74] Genzel/Degener-Hencke in: Laufs/Kern, Handbuch des Arztrechts, 4. Auflage 2010, C,H, Beck, München; § 85 Die ärztlichen Leitungsstrukturen im Krankenhaus, Rn. 28 - 30.
[75] BAG 2 AZR 255/60, Urteil vom 27. 7. 1961 (München), *Rechtliche Würdigung des Beschäftigungsverhältnisses eines Chefarztes,* NJW 1961, 2085 -2085.
[76] KSchG Kündigungsschutzgesetz in der Fassung der Bekanntmachung vom 25. August 1969 (BGBl. I S. 1317), zuletzt geändert durch Artikel 3 Absatz 2 des Gesetzes vom 20. April 2013 (BGBl. I S. 868); § 14 Abs. 2: Angestellte in leitender Stellung .
[77] BetrVG Betriebsverfassungsgesetz in der Fassung der Bekanntmachung vom 25. September 2001 (BGBl. I S. 2518), zuletzt geändert durch Artikel 3 Absatz 4 des Gesetzes vom 20. April 2013 (BGBl. I S. 868), § 5 Arbeitnehmer, Abs. 3: Keine Anwendung auf leitende Angestellte.
[78] BAG 7 ABR 97/08, Beschluss vom 05.05.2010: *Chefarzt ist nicht automatisch leitender Angestellter,* NZA 2010, 955.
[79] BAG 7 ABR 61/06, Beschluss vom 10.10.2007: *Einstellungs- und Entlassungskompetenz als Kriterium für den Status des «leitenden Angestellten»,* NZA 2008, 664.
[80] ArbZG Arbeitszeitgesetz vom 6. Juni 1994 (BGBl. I S. 1170, 1171), zuletzt geändert durch Artikel 3 Absatz 6 des Gesetzes vom 20. April 2013 (BGBl. I S. 868), § 18: Nichtanwendung des Gesetzes, Abs. 1 Nr. 1 Nicht anzuwenden auf leitende Angestellte und Chefärzte.
[81] Thomae, Heike: in Weth/Thomae/Reichold: Arbeitsrecht im Krankenhaus, 2. neu bearbeitete Auflage 2011, Dr. Otto Schmidt Verlag, Köln; Organisationsstrukturen im Krankenhaus, S. 96.
[82] BVerfG 1 BvL 1, 4/61, Beschluß vom 23. 7. 1963: *Beteiligung von Krankenhausärzten an der kassenärztlichen Versorgung,* NJW 1963, 1667, 1669.

berufsrechtlichen Gründen[83], auch im Verhältnis zum Ärztlichen Direktor[84]. Wie weit die Weisungsbefugnis gegenüber nachgeordneten Ärzten geht, wird in dieser Studie zu prüfen sein.

Da ein Chefarzt in die Struktur des Krankenhauses eingegliedert ist, besteht eine arbeitnehmertypische Weisungsgebundenheit in organisatorischen Fragen gegenüber der Krankenhausleitung[85,86]. Kollegiale Führungssysteme werden seit Jahrzehnten diskutiert, können sich aber nur schwer durchsetzen[87]. Bereits 1971 hatte der Marburger Bund ein sog. Teamarztmodell entwickelt[88]. Danach sollen Fachärzte gemeinsam eine Abteilung leiten, und eigenverantwortlich ihre Patienten betreuen. Genaue Zahlen existieren nicht, jedoch dürften in dieser Reinform nur ganz wenige Kliniken in Deutschland geleitet werden. Der Marburger Bund berichtet auf Nachfrage, dass im Zeitraum von 2010 bis 2015 93 Chefarztverträge zur Prüfung vorgelegt wurden, von denen 14 % eine Art von Kollegialsystem beinhalteten[89]. Das kann sich jedoch auch um eine Doppelspitze bei ansonsten traditioneller Klinikstruktur handeln. Verbunden mit der Chefarztstellung ist in der Regel die Berechtigung zur Privatliquidation, wobei die traditionelle direkte Rechnungsstellung an den Patienten in den letzten Jahren zunehmend von einer Abrechnung durch das Krankenhaus mit variablem Anteil an der Vergütung abgelöst wurde.

---

[83] (Muster-)Berufsordnung für die in Deutschland tätigen Ärztinnen und Ärzte (Stand 2011), § 2 Abs. 4.
[84] Laufs, Adolf und Kern, Bernd-Rüdiger: Handbuch des Arztrechts, 4. Auflage 2010, Verlag C.H. Beck, München, 2010; § 12 Rn 8.
[85] Hörle/Steinmeister in Wenzel: Handbuch des Fachanwalts - Medizinrecht, S. 1614ff, Rn 10ff
[86] Heberer, Jörg und Hüttl, Peter: Die steuerrechtliche Einordnung der Einnahmen von Chefärzten aus der Erbringung wahlärztlicher Leistungen, 08.06.2006.
[87] Wern, Sigurd in: Luxenburger/Prütting/Weth (Hrsg): Saarbrücker Schriften zum Medizinrecht, Verlag Alma Mater, Saarbrücken, 2005; Die Arbeitsrechtliche Stellung des leitenden Krankenhausarztes, S. 6.
[88] Marburger Bund: Kollegialsystem im Krankenhaus, 1981.
[89] Marburger Bund Bayern: Horn, Werner: Chefarztverträge / Kollegialsysteme, Email vom 06. April 2015.

3.1.7 Ärztlicher Direktor

Der Ärztliche Direktor vertritt die Ärzteschaft in der Klinikleitung, ohne jedoch von der Gesamtheit der Ärzte eines Krankenhauses oder aus dem Chefarztkollegium gewählt zu werden. Seine Ernennung erfolgt, häufig befristet auf einige Jahre, durch die Geschäftsführung. Die Position eines Ärztlichen Direktors wird meist von dem Chefarzt einer Fachabteilung im Nebenamt ausgeübt. An manchen Universitätskliniken wurden hierzu auch hauptamtliche Managementstellen eingerichtet[90]. Diese Position ist in den Landeskrankenhausgesetzen teils detailliert[91], manchmal sehr allgemein nur als Teil der Krankenhausleitung[92,93] oder gar nicht[94] definiert. Neben repräsentativen sind seine Aufgaben organisatorischer Art wie die Umsetzung von Hygieneplänen, die Zuteilung von OP-Kapazitäten oder Betten. Weisungsbefugnis besteht nur in diesem organisatorischen Rahmen, nicht jedoch in medizinischen Belangen bei der ärztlichen Behandlung[95].

---

[90] Hollmann, Jens und Schröder, Birgit: Ärztliche Direktoren: keine zahnlosen Tiger, Deutsches Ärzteblatt 107, Heft 26 vom 02.07.2010, S. A 1327 – A 1328.
[91] Saarländisches Krankenhausgesetz vom 13. Juli 2005, zuletzt geändert durch das Gesetz vom 11. Februar 2015 (Amtsbl. I S. 221); § 18 Ärztliche Direktorin oder Ärztlicher Direktor.
[92] Krankenhausgestaltungsgesetz des Landes Nordrhein-Westfalen (KHGG NRW) vom 11.12.2007; § 31 Betriebsleitung, ärztlicher und psychotherapeutischer Dienst.
[93] Sächsisches Krankenhausgesetz (SächsKHG) vom 19. August 1993 (SächsGVBl. S. 675), zuletzt geändert 2014 (SächsGVBl. S. 446); § 21 Fachabteilungen, Leitung, Privatstationen, Abs. 2 Betriebsleitung.
[94] Bayerisches Krankenhausgesetz (BayKrG), in der Fassung der Bekanntmachung vom 28. März 2007 (GVBl S. 288, BayRS 2126-8-UG), geändert durch § 4 des Gesetzes vom 23. April 2008 (GVBl S. 139).
[95] Richardi, Reinhard: Münchener Handbuch zum Arbeitsrecht, Verlag C.H. Beck München 2009; § 339 Rn 11.

3.2 Strukturwandel im ärztlichen Dienst der Krankenhäuser

3.2.1 Arbeitsmarkt

Krankenhäuser wurden also weniger und größer. Auch die Zunahme der Fachabteilungen pro Haus kann auf einen Trend zur Spezialisierung hinweisen. Doch wie entwickelte sich die Struktur der in den Kliniken tätigen Ärzteschaft?

Lange Jahre überwog die Zahl der stellensuchenden Jungärzte jene der Arbeitsplätze[96]. 1997 war der Höhepunkt der Ärztearbeitslosigkeit erreicht[97]. Man sprach von einer Ärzteschwemme. Arbeitszeitüberlastung mit Dienstdauer bis zu 32 Stunden ohne reale Ruhepausen, unbezahlte Überstunden, die Einführung der 18-monatigen Arzt-im-Praktikum-Phase im Jahr 1988 mit einem monatlichen Bruttogehalt von 1521 DM[98], aber auch die traditionell straffen Hierarchien machten den Berufsbeginn in der Klinik immer weniger attraktiv[99]. Auch deshalb gingen zeitweise nur noch gut die Hälfte der Berufsanfänger in die kurative Medizin[100]. Fachärzte fanden – und finden – im europäischen Ausland häufig bessere Arbeitsbedingungen vor, was deren Abwanderung begünstigte[101]. Ab Mitte der 90-er Jahre wurde das Arbeitszeitgesetz[102] zögerlich auch in den Krankenhäusern umgesetzt. Nach

---

[96] Deutsches Ärzteblatt: Ärzte in der Bundesrepublik zum 31. Dezember 1988, DÄ 86, Heft 16 vom 20.04.1989, S. A-1100.
[97] Bundesärztekammer - Ärztestatistik 2013.
[98] Deutscher Bundestag, 11. Wahlperiode, Drucksache 11/6149: Bericht der Bundesregierung über die Realisierung der Tätigkeit als Arzt im Praktikum, 1989.
[99] Spengler, Hannes: Einkommen und Arbeitszeiten junger Klinikärzte in Deutschland, Wochenbericht des DIW Berlin, Jahrgang 2005, S. 489-494.
[100] Schneider, Frank: Ärztemangel in Deutschland – Ist der Arztberuf als solcher noch attraktiv?, Der Nervenarzt 1/2010, S. 114 - 116.
[101] Bundesärztekammer - Ärztestatistik 2014: Abwanderung von Ärzten ins Ausland.
[102] ArbZG Arbeitszeitgesetz vom 6. Juni 1994 (BGBl. I S. 1170, 1171), zuletzt geändert am 20. April 2013 (BGBl. I S. 868).

der sog. SIMAP-Entscheidung des Europäischen Gerichtshofs[103] zugunsten eines spanischen Arztes waren Bereitschaftsdienstzeiten als Arbeitszeit zu rechnen. Dadurch kam es zu einer weiteren Verringerung der durchschnittlichen Wochenarbeitszeit der Ärzte mit der Folge, dass in den Kliniken mehr Stellen geschaffen werden mussten. Diese Entwicklung und die genannte geringe Attraktivität führten zu einem relativen Mangel an Weiterbildungs- und Fachärzten. Der Arbeitsmarkt kippte, was v.a. Kliniken in ländlichen oder sonst weniger begehrten Gegenden bis heute zu spüren bekommen[104]. Zum Oktober 2004 wurde der Arzt im Praktikum abgeschafft. Berufsanfänger verdienten nun wieder – wie bis 1988 – ein Assistenzarztgehalt. Nachdem auch die Öffentlichkeit sensibilisiert wurde, gelang es 2006 nach Streiks an Universitäts- und kommunalen Klinken dem Marburger Bund, Tarifverträge für Ärzte auszuhandeln, die deren Einkommenssituation wesentlich verbesserte[105,106,107]. In den letzten Jahren lag die Ärztearbeitslosigkeit stets unter 1 %, was nicht nur als Vollbeschäftigung, sondern als Ausdruck eines Arbeitskräftemangels gewertet wird[108].

3.2.2 Fachliche Diversifizierung

Noch in den 60-er und 70-er Jahren war der Chefarzt vor allem in kleineren Kliniken häufig der einzige erfahrene Arzt einer Abteilung. Er und die wenigen Oberärzte besaßen ein breites medizinisches Wissen,

---

[103] EuGH Rs. C 303/98, Urteil vom 3. 10. 2000: *Anwendung der Arbeitszeitrichtlinie auf Ärzteteams - Bereitschaftsdienst - Schichtarbeit*, sog. SIMAP-Urteil, NZA 2000, 1227.
[104] Blum, Karl and Löffert, Sabine: Ärztemangel im Krankenhaus - Ausmaß, Ursachen, Gegenmaßnahmen, Forschungsgutachten im Auftrag der Deutschen Krankenhausgesellschaft, 2010, S. 2.
[105] TV-Ärzte/VKA.
[106] TV-Ärzte/TdL.
[107] TV-Ärzte Helios/Rhön.
[108] Bundesärztekammer: Ergebnisse der Ärztestatistik zum 31. Dezember 2014, Ärzte ohne ärztliche Tätigkeit.

zumal sie den Umfang ganzer Fächer wie Innere Medizin oder Chirurgie abdecken mussten. Die meisten Assistenzärzte befanden sich auf dem Weg in die eigene Praxis und blieben nur kurz in der Klinik[109]. Das bedeutete wenige Jahre bis zur Facharztprüfung bei jenen, die eine Niederlassung in ihrem Fach anstrebten.

Zu den Fachärzten gehörten die Allgemeinmediziner und die praktischen Ärzte zu dieser Zeit jedoch noch nicht. 1958 beschloss der Deutsche Ärztetag eine dreijährige Weiterbildung für Praktische Ärzte[110]. Offensichtlich verlief die Umsetzung wenig befriedigend. Als eigenständige Disziplin entwickelte sich die Allgemeinmedizin erst in den 60-er Jahren. Mit der Weiterbildungsordnung von 1968 erlangte der Allgemeinmediziner einen facharztähnlichen Status[111]. Diese Weiterbildung war aber nicht verpflichtend, so dass nach Ableistung der Vorbereitungszeit auf die kassenärztliche Zulassung von 18 Monaten noch bis Ende der 90-er Jahre weiterhin die Niederlassung als Praktischer Arzt möglich war. Von diesen eineinhalb Jahren mussten auch nur 12 Monate im Krankenhaus (Innere Medizin *und* Chirurgie) gearbeitet werden. Das erklärt nicht nur die geringe durchschnittliche Qualifikation der Assistenzärzte, sondern auch ihre geringe Zahl, wenngleich diese gegen Ende der 60-er Jahre deutlich zunahm[112].

Im Facharztsektor konnte in den vergangenen 50 Jahren eine zunehmende Spezialisierung beobachtet werden. Gab es 1924 noch 14

---

[109] Taupitz, Jochen: Die Standesordnungen der freien Berufe - Geschichtliche Entwicklung, Funktionen, Stellung im Rechtssystem, Verlag de Gruyter, Berlin, New York, 1991; S. 47.
[110] Heinrich, Willi: Weiterbildungsverbünde Allgemeinmedizin in Deutschland - Eine Bestandsaufnahme, Dissertation Philipps-Universität Marburg, 2006.
[111] Van den Bussche, Rik in: Jahrbuch für kritische Medizin 1980, Bd. 6; Argument-Sonderband AS 53; Qualifikationsprobleme in der Allgemeinmedizin S. 109 - 127, 110.
[112] Statistisches Bundesamt, Krankenhausstatistik 1970, S. 5 und 25.

Facharztgebiete, 1970 – je nach Kammerbezirk[113] – mit 16 bis 20 nur wenig mehr, verdoppelte sich ihre Zahl bis Anfang der 90-er Jahre auf 41[114]. Die aktuelle (Muster-)Weiterbildungsordnung gliedert sich etwas unübersichtlich in 33 Fachgebiete, auf. Davon gibt es in fünf dieser Gebiete 23 Facharztbezeichnungen als Subspezialisierung, ferner zehn Schwerpunkte in vier Gebieten. Insgesamt können derzeit 61 Facharzt- oder Schwerpunkts-Weiterbildungsabschlüssen erworben werden. Zusammen mit den 47 Zusatzweiterbildungen bestehen 113 Abschlussmöglichkeiten.

3.2.3 Arbeitsplatz Krankenhaus

Die Diversifizierung spiegelte sich nicht nur in den Weiterbildungsmöglichkeiten wider, sondern auch in der Struktur der Ärzteschaft. Nachdem über Jahrzehnte hinweg die Krankenhaustätigkeit in der Berufslaufbahn der meisten Ärzten nur eine kurze Episode auf dem Weg zur Niederlassung darstellte, arbeiten seit 1976 mehr Ärzte in Kliniken als in Praxen[115,116].

---

[113] Raidt, Holger: Entwicklung des Weiterbildungswesens von 1947 bis 1997, Ärztekammer Westfalen-Lippe, 1997.
[114] Deutsches Ärzteblatt: Ärztliche Versorgung zwischen Spezialisierung und Ganzheitlichkeit, aezteblatt.de, 09.02.2015.
[115] Deutsches Ärzteblatt: In den Krankenhäusern stagnierte 1983 erstmals die Zahl der Ärzte: Ergebnisse der Ärztestatistik aus dem Tätigkeitsbericht '84 der Bundesärztekammer, DÄ 81, Heft 18, S. 1425 - 1432, 1984.
[116] Deutsches Ärzteblatt: Ergebnisse der Ärzte-Statistik Ende 1989: Rekordzugang im Krankenhaus, DÄ 87 vom 26.04.1990, Heft 17, S A-1339 - A-1341.

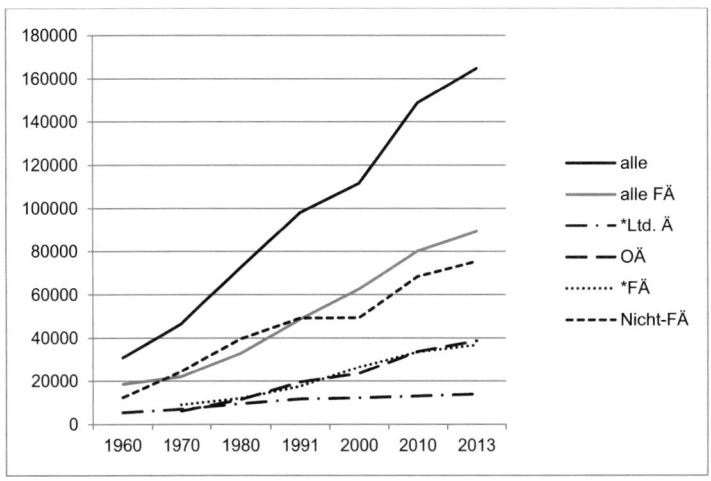

Abb. 5
Entwicklung der Zahl der Krankenhausärzte gesamt und spezifiziert nach Hierarchiestufen.
Anm.: *Fachärzte, die weder Chef- noch Oberarzt sind, können bis 1980 nur indirekt erfasst
werden als Differenz der Zahl der Fachärzte minus Zahl der Chef- und Oberärzte.
Anm.: *Ltd. Ärzte sind i.d.R. Chefärzte

	Krankenhausärzte					
	alle	alle FÄ	davon			Nicht-FÄ
			Ltd. Ä	OÄ	*FÄ	
1960	30898	18527	5400			12374
1970	46550	22065	6923	6146	8996	24485
1980	72540	32915	9501	11409	12005	39625
1991	98051	48748	11676	19559	17618	49198
2000	111580	62652	12167	23532	26509	49372
2010	148696	80196	13065	33705	33556	68370
2013	164720	89221	13911	38664	36759	75386

Tab. 5 zu Abb. 5
Entwicklung der Zahl der Krankenhausärzte gesamt und spezifiziert nach Hierarchiestufen.
Anm.: *Fachärzte, die weder Chef- noch Oberarzt sind, können bis 1980 nur indirekt erfasst
werden als Differenz der Zahl der Fachärzte minus Zahl der Chef- und Oberärzte.
Datenquellen zu Tab. 5 und Abb. 5[117,118,119,120,121,122,123]

Im Vergleich zu 1970 waren in deutschen Kliniken 2013 3,5-mal so viel Ärzte tätig. Leicht unterproportional stieg mit dem Faktor 3,1 die Zahl der Ärzte ohne Facharztqualifikation, also jener in Weiterbildung an. Durch die Einführung der Arzt-im-Praktikums-Phase Ende der 80-er Jahre kam es zu einem kurzzeitigen Anstieg der Stellen[124]. Während sich die Zahl der Chefärzte verdoppelte, vervierfachte sich jene der Fachärzte ohne

---

[117] Statistisches Bundesamt: Krankenhausstatistik 1970.
[118] Statistisches Bundesamt: Krankenhäuser 1980.
[119] Hoffmann, Ulrich: Neue Bundesstatistik über Krankenhäuser, Grundlage zum Aufbau eines statistischen Krankenhausinformationssystems, Statistisches Bundesamt, Sonderdruck aus Wirtschaft und Statistik 10/1990, S. 693 – 702.
[120] Statistisches Bundesamt (Destatis): Gesundheitspersonal 2011, Fachserie 12, Reihe 7.3.1, 2013.
[121] Thust, Wolfdieter: Ärztliche Versorgung in Deutschland, Ergebnisse der Ärztestatistik zum 31. Dezember 1996, Deutsches Ärzteblatt 94, Heft 19, 09. 05.1997, Supplement.
[122] Bundesärztekammer: Ergebnisse der Ärztestatistik zum 31. Dezember 2013.
[123] Bundesärztekammer: Ergebnisse der Ärztestatistik zum 31. Dezember 2014.
[124] Deutsches Ärzteblatt: Ergebnisse der Ärzte-Statistik Ende 1989: Rekordzugang im Krankenhaus, DÄ 87, Heft 17 vom 26.04.1990, S A-1339 - A-1341.

Führungsaufgaben. Am stärksten wuchs die Gruppe der Oberärzte mit dem Faktor 6,3. Seit 1993 sind mehr Fachärzte gleich welcher Position in den Kliniken als Nicht-Fachärzte beschäftigt[125].

Zusammenfassend ist festzustellen, dass immer mehr Fachärzte, sei es in Führungspositionen oder nicht, im Krankenhaus einen längerfristigen Arbeitsplatz finden. Nach jüngsten Umfragen wollen sich nur mehr weniger als ein Drittel der heutigen Assistenzärzte später niederlassen[126]. Das ist nicht nur ein Passiveffekt, bedingt durch die restriktiven Niederlassungsbedingungen seit den 80-er Jahren[127]. Vielmehr wurde der Arbeitsplatz Krankenhaus attraktiver.

Fazit I: Krankenhäuser in Deutschland werden weniger und größer. Sie versorgen immer mehr stationäre Patienten in kürzerer Verweildauer.

Fazit II: Eine zunehmende Zahl hochqualifizierter Ärzte verbleibt nach der Facharztprüfung langfristig in der Klinik.

---

[125] Hoffmann, Ulrich: Neue Bundesstatistik über Krankenhäuser, Grundlage zum Aufbau eines statistischen Krankenhausinformationssystems, Statistisches Bundesamt, Sonderdruck aus Wirtschaft und Statistik 10/1990, S. 693 – 702.
[126] Flintrop, Jens: Ärzte in Weiterbildung: Unzufrieden in der Klinik – Respekt vor der Niederlassung , Deutsches Ärzteblatt 2015, Heft 6 vom 06.02.2015, S. B188 - B189.
[127] Deutsches Ärzteblatt: In den Krankenhäusern stagnierte 1983 erstmals die Zahl der Ärzte: Ergebnisse der Ärztestatistik aus dem Tätigkeitsbericht '84 der Bundesärztekammer, DÄ 81, Heft 18 vom 04.05.1984, S. 1425 - 1432.

4 Die Weisungsbefugnis im Arbeitsrecht

Das Weisungsrecht des Arbeitgebers hat seine Grundlage im Arbeitsvertrag[128,129]. Darin können allerdings nicht alle Einzelheiten der Tätigkeit eines Arbeitnehmers geregelt werden. Diese Lücke füllt das Direktionsrecht des Arbeitgebers. Zwar finden die Bestimmungen der Gewerbeordnung für die Ausübung des ärztlichen Berufs nur insoweit Anwendung, als sie ausdrückliche Bestimmungen dazu enthält, was jedoch nicht der Fall ist[130]. Allerdings beschreibt § 106 Abs. 1 Wesen und Umfang des Weisungsrechts. Danach kann der Arbeitgeber „Inhalt, Ort und Zeit der Arbeitsleistung nach billigem Ermessen näher bestimmen, soweit diese Arbeitsbedingungen nicht durch den Arbeitsvertrag, Bestimmungen einer Betriebsvereinbarung, eines anwendbaren Tarifvertrages oder gesetzliche Vorschriften festgelegt sind." Außerdem kann das Weisungsrecht Anweisungen über das Tragen von Dienstkleidung beinhalten, ebenso Regelungen zu Nebentätigkeit, Pausenzeiten oder Mehrarbeit[131]. Nach Krause war das Direktionsrecht schon immer, also auch schon vor oben genannter gesetzlicher Normierung, ein Kernelement des Arbeitsvertrags, weil sich das Arbeitsverhältnis gerade dadurch auszeichne, dass sich der Arbeitnehmer zur Leistung weisungsabhängiger Arbeit verpflichtet[132]. Aus § 106 Abs. 1 GewO lassen sich die Grenzen des Weisungsrechts ableiten[133]. So kann

---

[128] Schaub/Koch (Hrsg.): Arbeitsrecht von A-Z, Beck Rechtsberater, 19. überarbeitete Auflage, Deutscher Taschenbuch Verlag, 2014, D: Direktionsrecht, I. Begriff und Grenzen des Direktionsrechts.
[129] Michalski, Lutz: Arbeitsrecht, 7. Auflage 2008, C. F. Müller Verlag, Heidelberg; S. 45, Rn 214
[130] GewO (Gewerbeordnung), § 6 Abs. 1.
[131] Schell, Werner: Weisungs- und Direktionsrecht in der Pflege – Immer wieder in der Diskussion, Intensiv 2009; 17(2): 92-95.
[132] Krause, Rüdiger: Arbeitsrecht, Nomos, 3. Auflage 2015, S. 161, Rn 5.
[133] Linck, Rüdiger in: Schaub, Arbeitsrechts-Handbuch, 15. Auflage, C.H. Beck München 2013, Grundsätze des Weisungsrechts (Direktionsrechts) in § 45 Arbeitspflicht, S. 482.

der Arbeitgeber keine Tätigkeiten oder Arbeitsbedingungen anordnen, die über den Rahmen des Arbeitsvertrags hinausgehen[134]. Auch betriebliche Übungen können das Direktionsrecht limitieren[135]. Weitere Grenzen stellen Betriebsvereinbarungen und Tarifverträge dar. Je präziser die Tätigkeit des Arbeitnehmers in den genannten Verträgen oder Bestimmungen beschrieben ist, desto geringer ist der Spielraum des Direktionsrechts[136]. Außerdem hat der Arbeitgeber seine Anordnungen nach dem Grundsatz des billigen Ermessens zu treffen: Weisungen müssen sachlich begründet sein und die Interessen des Arbeitnehmers berücksichtigen. Eine letzte Grenze bildet das höherrangige Recht in Form von Rechtsverordnungen, Gesetzen und dem Verfassungsrecht, zunehmend beeinflusst durch das Europarecht. In der Hierarchie der Rechtsquellen steht das Weisungsrecht also an unterster Stufe[137]. „Es muss sich im Rahmen des höheren Rechts halten."[138] Ferner können Einschränkungen des Direktionsrechts durch Rücksichtnahme auf Gewissensfreiheit des Arbeitnehmers bestehen[139].

Als Arbeitnehmer ist zu bezeichnen, wer aufgrund eines privatrechtlichen Vertrages im Dienst eines anderen zur Leistung weisungsgebundener, fremdbestimmter Arbeit in persönlicher Abhängigkeit verpflichtet ist. Kriterium der persönlichen Abhängigkeit ist die Eingliederung in die Arbeitsorganisation des Arbeitgebers, was sich wiederum darin zeigt, dass

---

[134] BAG 6 AZR 476/89, Urteil vom 19.12.1991, Oberärztin - Assistenzarzttätigkeiten, BeckRS 1991, 3015.
[135] Preis, Ulrich: Erfurter Kommentar zum Arbeitsrecht, C.H. Beck, München, 15. Auflage 2015, BGB § 611 Rn 220ff.
[136] Rieger, Hans-Jürgen: Was darf der Krankenhausträger am Arbeitsvertrag eines Oberarztes ändern? Deutsche Medizinische Wochenschrift 2001; 126(10): 283 - 284.
[137] Krause, Rüdiger: Arbeitsrecht, Nomos, 3. Auflage 2015, S. 161, Rn 8 - 12.
[138] Rieger, Hans-Jürgen: Was darf der Krankenhausträger am Arbeitsvertrag eines Oberarztes ändern?, Deutsche Medizinische Wochenschrift 2001; 126(10): 283 - 284, 284.
[139] Hunold, Wolf: Die Rechtsprechung zum Direktionsrecht des Arbeitgebers, NZA-RR 2001, 337.

der Beschäftigte dessen Weisungsrecht unterliegt[140]. Eine fachliche Weisungsgebundenheit kann allerdings auch bei einem freien Dienstvertrag bestehen. Umgekehrt schließt ihr Fehlen nicht notwendigerweise aus, dass ein abhängiges Arbeitsverhältnis besteht. Gerade bei Diensten höherer Art verbleibt dem Arbeitnehmer oft ein hohes Maß an Gestaltungsfreiheit und fachlicher Selbständigkeit[141]. Der angestellte Arzt, auch der Chefarzt[142], ist durch seine Einbindung in Krankenhausorganisation als Arbeitnehmer qualifiziert. Die Arbeitsverträge sind ein Unterfall eines Dienstvertrags nach § 611 BGB[143,144]. Der Chefarzt übt innerhalb seiner Abteilung das Direktionsrecht als Organ des Klinikträgers aus[145]. Für den beamteten Arzt gelten zudem „staatlich definierte Erfordernisse des öffentlichen Amtes nach Gesetz, nach innerbehördlicher Weisung [und] in funktionsbezogener Amtsloyalität[...]"[146], wobei die Grundsätze

---

[140] Ricken, Oliver in: Huster, Kaltenborn (Hrsg.): Krankenhausrecht - Praxishandbuch zum Recht des Krankenhauswesens, 1. Auflage; § 11 Recht des Krankenhauspersonalwesens, Rn 3.
[141] Thüsing, Gregor in: Hennsler, M., Willemsen H. J., Kalb H.-J., Arbeitsrecht Kommentar (Köln: Verlag Dr. Otto Schmidt, 2014), S. 1427, Rn 44.
[142] BAG 2 AZR 255/60, Urteil vom 27. 7. 1961 (München): *Rechtliche Würdigung des Beschäftigungsverhältnisses eines Chefarztes*, NJW 1961, 2085.
[143] BGB, § 611 Vertragstypische Pflichten beim Dienstvertrag, Abs. 1: *Durch den Dienstvertrag wird derjenige, welcher Dienste zusagt, zur Leistung der versprochenen Dienste, der andere Teil zur Gewährung der vereinbarten Vergütung verpflichtet.* Abs. 2: *Gegenstand des Dienstvertrags können Dienste jeder Art sein.*
[144] Quaas, Michael in: Quaas, M., Zuck, R., Clemens, T.: Medizinrecht. Öffentliches Medizinrecht – Pflegeversicherungsrecht – Arzthaftpflichtrecht – Arztstrafrecht, 3. Auflage 2014; 1. Abschnitt: Die Ärzte (Allgemein).
[145] Bauer, Johann Paul in: (Hrsg.:) Jung, H., Meiser, R. J., Müller, E.: Aktuelle Probleme und Perspektiven des Arztrechts: Medizinisch-Juristischer Arbeitskreis Saar; Der Arzt im Krankenhaus S. 158.
[146] Gesellensetter, Catrin: Die Annäherung des freien Arztberufs an das Gewerbe, S. 46.

des Direktionsrechts in § 62 Abs. 1 BBG[147] und § 35 BeamtStG[148] definiert sind.

Die Tätigkeit als Arzt ist eine Dienstleistung höherer Art[149]. Insofern kann postuliert werden, dass für bestimmte Tätigkeiten wie die Ausübung des Arztberufs in abhängiger Beschäftigung eine gespaltene Weisungskompetenz vorliegt, es also dem Arztberuf spezifische Modifikationen oder Einschränkungen des Direktionsrechts gibt[150].

Fazit I: Krankenhäuser in Deutschland werden weniger und größer. Sie versorgen immer mehr stationäre Patienten in kürzerer Verweildauer.

Fazit II: Eine zunehmende Zahl hochqualifizierter Ärzte verbleibt nach der Facharztprüfung langfristig in der Klinik.

Fazit III: Das Weisungsrecht des Arbeitgebers ist durch gesetzliche Normen und andere rechtliche Regelungen begrenzt.

---

[147] BBG, Bundesbeamtengesetz, § 62 Folgepflicht Abs. 1: *Beamtinnen und Beamte haben ihre Vorgesetzten zu beraten und zu unterstützen. Sie sind verpflichtet, deren dienstliche Anordnungen auszuführen und deren allgemeine Richtlinien zu befolgen. Dies gilt nicht, soweit die Beamtinnen und Beamten nach besonderen gesetzlichen Vorschriften an Weisungen nicht gebunden und nur dem Gesetz unterworfen sind.*
[148] BeamtStG, Beamtenstatusgesetz, § 35 Weisungsgebundenheit: *Beamtinnen und Beamte haben ihre Vorgesetzten zu beraten und zu unterstützen. Sie sind verpflichtet, deren dienstliche Anordnungen auszuführen und deren allgemeine Richtlinien zu befolgen. Dies gilt nicht, soweit die Beamtinnen und Beamten nach besonderen gesetzlichen Vorschriften an Weisungen nicht gebunden und nur dem Gesetz unterworfen sind.*
[149] Fuchs, Maximilian in Beck'scher Online-Kommentar BGB, 2015, § 627 Rn. 6.
[150] Dierstein, Nicol Olivia: Weisungsrecht des Klinikarbeitgebers: Eingriffe in den ärztlichen Bereich sind untersagt, Deutsches Ärzteblatt 110, Heft 41 vom 11.10.2013, Ärztestellen, S. 2 - 4.

5 Die Berufsfreiheit

Den Beruf frei zu wählen und frei auszuüben[151], gewährleistet das Grundrecht der Berufsfreiheit nach Art. 12 Abs. 1 Satz 1 GG[152]. Es schützt vor staatlichen Beschränkungen[153]. Allerdings kann die Freiheit der Berufsausübung nach Satz 2 durch oder aufgrund eines Gesetzes beschränkt werden, wenn Belange des Gemeinwohls dies erfordern. Solche Einschränkungen müssen dem Grundsatz der Verhältnismäßigkeit folgen[154]. Das Bundesverfassungsgericht hat dies im sog. Apothekerurteil von 1958[155] präzisiert, nachdem „Regelungen nach Art. 12 Abs. 1 Satz 2 […] stets auf der ‚Stufe' vorgenommen werden [müssen], die den geringsten Eingriff in die Freiheit der Berufswahl mit sich bringt; die nächste ‚Stufe' darf der Gesetzgeber erst dann betreten, wenn mit hoher Wahrscheinlichkeit dargetan werden kann, dass die befürchteten Gefahren mit (verfassungsmäßigen) Mitteln der vorausgehenden Stufe nicht wirksam bekämpft werden können[156]." Auch kann die Freiheit zur Berufswahl aus Gründen subjektiver Voraussetzungen eingeschränkt werden, wenn zur „ordnungsgemäßen Erfüllung der Berufstätigkeit"[157] bestimmte Qualifikationsminima erforderlich sind.

---

[151] Scholz, Rupert in: Maunz/Dürig, Grundgesetz-Kommentar, 73. Ergänzungslieferung 2014; GG Art. 12, Rn. 1.
[152] GG Grundgesetz für die Bundesrepublik Deutschland, Art. 12 Abs. 1: *Alle Deutschen haben das Recht, Beruf, Arbeitsplatz und Ausbildungsstätte frei zu wählen. Die Berufsausübung kann durch Gesetz oder auf Grund eines Gesetzes geregelt werden.*
[153] Fleischmann, Eugen: Die Freien Berufe im Rechtsstaat, Schriften zum öffentlichen Recht, 127, Tübingen, Dunckler & Humblot, 1970; S. 334.
[154] Steiner, Udo in: Spickhoff, Medizinrecht, Beck'sche Kurzkommentare, 2. Auflage; GG Art. 12 Berufsfreiheit; Rn. 2.
[155] BVerfG 1 BvR 596/56, Urteil vom 11. 6. 1958: *Niederlassungsfreiheit für Apotheker*, NJW 1958, 1035.
[156] BVerfG 1 BvR 596/56, Urteil vom 11. 6. 1958, *s.o.*, Leitsatz Nr. 6 d), NJW 1958, 1035.
[157] BVerfG 1 BvR 596/56, Urteil vom 11. 6. 1958, *s.o.*, Leitsatz Nr. 6 c), NJW 1958, 1035.

Die Zulassung zum Arztberuf steht nach Art. 74 Abs. 1 Nr. 19 GG[158] in konkurrierender Gesetzgebung und wird mit der Bundesärzteordnung[159] durch Kompetenz des Bundes wahrgenommen. Normierungen zur Berufsausübung sind dagegen Ländersache. Dem Regelungsvorbehalt von Art. 12 Abs. 1 Satz 2 GG können auch Satzungen von Berufsverbänden wie Ärztekammern genügen[160]. Im Facharztbeschluss[161] der Bundesverfassungsgerichts von 1972 wurden dem aber Grenzen gezogen: „Trotzdem bleibt auch im Rahmen einer an sich zulässigen Autonomiegewährung der Grundsatz bestehen, daß der Gesetzgeber sich seiner Rechtsetzungsbefugnis nicht völlig entäußern und seinen Einfluß auf den Inhalt der von den körperschaftlichen Organen zu erlassenden Normen nicht gänzlich preisgeben darf. Das folgt sowohl aus dem Prinzip des Rechtsstaats wie aus dem der Demokratie. Fordert das eine, die öffentliche Gewalt in allen ihren Äußerungen auch durch klare Kompetenzordnung und Funktionentrennung rechtlich zu binden, so daß Machtmißbrauch verhütet und die Freiheit des Einzelnen gewahrt wird, so gebietet das andere, daß jede Ordnung eines Lebensbereichs durch Sätze objektiven Rechts auf eine Willensentschließung der vom Volke bestellten Gesetzgebungsorgane muß zurückgeführt werden können. Der Gesetzgeber darf seine vornehmste Aufgabe nicht anderen Stellen innerhalb oder außerhalb der Staatsorganisation zu freier Verfügung überlassen. Das gilt besonders, wenn der Akt der Autonomieverleihung

---

[158] GG Grundgesetz für die Bundesrepublik Deutschland, Art. 74 Abs. 1: *Die konkurrierende Gesetzgebung erstreckt sich auf folgende Gebiete: ….*
19. Maßnahmen gegen gemeingefährliche oder übertragbare Krankheiten bei Menschen und Tieren, Zulassung zu ärztlichen und anderen Heilberufen und zum Heilgewerbe, sowie das Recht des Apothekenwesens, der Arzneien, der Medizinprodukte, der Heilmittel, der Betäubungsmittel und der Gifte.
[159] BÄO (Bundesärzteordnung) in der Fassung der Bekanntmachung vom 16. April 1987, zuletzt geändert durch Artikel 2 der Verordnung vom 21. Juli 2014.
[160] Scholz, Rupert in: Maunz/Dürig, Grundgesetz-Kommentar, 72. Ergänzungslieferung 2014; S. 191, Rn 327.
[161] BVerfG 1 BvR 518/62 u. 308/64, Beschluss vom 9. 5. 1972: *Facharztbeschluss.* NJW 1972, 1504.

dem autonomen Verband nicht nur allgemein das Recht zu eigenverantwortlicher Wahrnehmung der übertragenen Aufgaben und zum Erlaß der erforderlichen Organisationsnormen einräumt, sondern ihn zugleich zu Eingriffen in den Grundrechtsbereich ermächtigt."[162] Als Satzung der Ärztekammern erlassene Berufsordnungen bedürfen also einer (landes-)gesetzlichen Legitimation, vor allem wenn sog. statusbildende Normen betroffen sind, welche die freie Berufsausübung einschränken[163].

Mit den Heilberufekammergesetzen[164] der Bundesländer besteht die gesetzliche Ermächtigung zur Satzungsautonomie, wonach die Landesärztekammern als Körperschaften des öffentlichen Rechts die Ausübung des ärztlichen Berufs regeln können. Die Bundesärztekammer ist eine privatrechtliche Arbeitsgemeinschaft der 17 Landesärztekammern in Deutschland[165]. Die von der Bundesärztekammer beschlossene Musterberufsordnung[166] für Ärzte hat daher keine rechtsbindende Wirkung, sondern nur Vorschlagsqualität, jedoch mit dem Ziel einer bundesweiten Rechtseinheit[167]. Allerdings wurde sie von den einzelnen

---

[162] BVerfG 1 BvR 518/62 u. 308/64, Beschluss vom 9. 5. 1972, s.o., NJW 1972, 1504, 1506.
[163] Scholz, Rupert in: Maunz/Dürig, Grundgesetz-Kommentar, 72. Ergänzungslieferung 2014; S. 192, Rn 328.
[164] z. B. Bayerisches Heilberufe-Kammergesetz - HKaG: Gesetz über die Berufsausübung, die Berufsvertretungen und die Berufsgerichtsbarkeit der Ärzte, Zahnärzte, Tierärzte, Apotheker sowie der Psychologischen Psychotherapeuten und der Kinder- und Jugendlichenpsycho-therapeuten in der Fassung der Bekanntmachung vom 6. Februar 2002.
[165] Satzung der Bundesärztekammer, Arbeitsgemeinschaft der deutschen Ärztekammern in der vom 117. Deutschen Ärztetag 2014 beschlossenen Fassung.
[166] (Muster-)Berufsordnung für die in Deutschland tätigen Ärztinnen und Ärzte, MBO-Ä 1997 in der Fassung der Beschlüsse des 114. Deutschen Ärztetages 2011.
[167] Erbsen, Maike Constanze in: Deutsch, E., Laufs, A., Schreiber H.-L. (Hrsg.): Recht und Medizin (Frankfurt am Main: Peter Lang GmbH, Europäischer Verlag der Wissenschaften, 2003); Praxisnetze und das Berufsrecht der Ärzte. Der Praxisverbund als neue Kooperationsform in der ärztlichen Berufsordnung.

Landesärztekammern[168] als Berufsordnung – mit wenigen Modifikationen – übernommen und ist damit geltendes Satzungsrecht.

Fazit I: Krankenhäuser in Deutschland werden weniger und größer. Sie versorgen immer mehr stationäre Patienten in kürzerer Verweildauer.

Fazit II: Eine zunehmende Zahl hochqualifizierter Ärzte verbleibt nach der Facharztprüfung langfristig in der Klinik.

Fazit III: Das Weisungsrecht des Arbeitgebers ist durch gesetzliche Normen und andere rechtliche Regelungen begrenzt.

Fazit IV: Die Berufsausübung kann gesetzlich geregelt werden. Die Ärztekammern sind landesgesetzlich ermächtigt, Berufsordnungen als Satzungen zu erlassen.

---

[168] z. B. Bayerische Landesärztekammer: Berufsordnung für die Ärzte Bayerns, Bayerisches Ärzteblatt Spezial 1/2012.

6   Die freien Berufe

In § 1 Abs. 2 der Bundesärzteordnung[169] und § 1 Abs. 1 der (Muster-) Berufsordnung[170] wird der Beruf des Arztes als freier Beruf klassifiziert. Dieser Begriff taucht in Form der *artes liberales* bereits im Mittelalter auf[171]. Was ein „freier" Beruf ist, wie dieser Terminus zu definieren ist, wird seit mehr als hundert Jahren kontrovers diskutiert. Noch 1916 sprach Theodor Heuss davon, dass der „geläufige Begriff des "Freien Berufs" [...] nur eine überlieferte Sprachgewöhnung [ist], mit der man in concreto nicht viel anfangen kann. [...] Diese Gruppen bilden höchst mannigfaltige und nur gelegentlich vergleichbare ökonomische Typen[172]". Er galt lange Zeit nur als eine soziologische Wortschöpfung, ohne eindeutiger Rechtsbegriff zu sein[173,174]. Erstmals[175] in einem Gesetz erschien der Begriff im Einkommensteuergesetz von 1920[176] als Teil der Erzberger'schen Steuerreform[177] in der Weimarer Republik. Auch im heutigen

---

[169] BÄO § 1 Abs. 2: *Der ärztliche Beruf ist kein Gewerbe; er ist seiner Natur nach ein freier Beruf.*
[170] MBO-Ä § 1 Abs. 1: *Ärztinnen und Ärzte dienen der Gesundheit des einzelnen Menschen und der Bevölkerung. Der ärztliche Beruf ist kein Gewerbe. Er ist seiner Natur nach ein freier Beruf.*
[171] Zimmermann, Achim: PartGG - Kommentar zum Partnerschaftsgesellschaftsgesetz, in: (Hrsg.) Michalski, L. (+), Römermann, V., 4. Auflage 2014, RWS Verlag Kommunikationsforum GmbH Köln; S. 78, Rn 47.
[172] Heuss, Theodor in Festschrift für Brentano 1916, S. 237: Organisationsprobleme der freien Berufe, zitiert in Joachim Merz: Die freien Berufe – Laudatio zur Verleihung der Ehrendoktorwürde des Fachbereiches Wirtschafts- und Sozialwissenschaften der Universität Lüneburg an Prof. J. F. Volrad Deneke 1996.
[173] Stober, Rolf: Die Berufsfreiheit der freien Berufe, NJW 1981, 1529.
[174] BVerfG 1 BvR 239/52, Beschluss vom 25. 2. 1960: *Pflichtmitgliedschaft bei der Bayer. Ärzteversorgung*, NJW 1960, 619.
[175] Lücke, Oliver: Die Hierarchie des ärztlichen Dienstes im Spannungsfeld von Direktionsrecht und freiem Beruf, S. 39.
[176] EStG vom 29.03.1920, § 9 Abs. 2, Erzberger'sche Steuerreform, s. [177].
[177] Hacker, Mark: Gibt es „Gerechtigkeit" in der Steuerpolitik? - Der politisch-philosophische Diskurs über Recht und Gerechtigkeit am Beispiel der Entstehung des modernen Einkommensteuerrechts in der Weimarer Republik. III. Die Erzberger'sche Finanzreform - Das Einkommensteuergesetz von 1920, Dissertation im Fachbereich Politik - und Sozialwissenschaften der Freien Universität Berlin, 2013; S. 79 ff.

Steuerrecht[178] kommt dieser Begriff zusammen mit einer Aufzählung von Berufen vor, ohne dass er präziser definiert wird. 1994 trat das Partnerschaftsgesellschaftsgesetz[179] in Kraft, wonach sich Angehörige freier Berufe nicht mehr wie bisher nur in einer Gesellschaft bürgerlichen Rechts[180] zusammenschließen können, sondern auch in einer Partnerschaftsgesellschaft. In § 1 Abs. 2 dieses Gesetzes findet sich neben einem Katalog einschlägiger Berufe, der sich weitgehend mit jenem aus dem Einkommenssteuergesetz deckt, zum ersten Mal eine Charakterisierung des freien Berufs, wobei umstritten ist, ob es sich dabei um eine Legaldefinition handelt[181,182]. Zumindest aus Art. 12 Abs. 1 des Grundgesetzes lässt sich „eine institutionelle, objektiv bestands-schützende Garantie der freien Berufe nicht ableiten"[183]. Auch das Gemeinschaftsrecht der Europäischen Union kennt keine allgemein verbindliche Definition des „freien Berufs"[184]. In Erwägungsgrund 43 der von Europäischem Parlament und Europäischem Rat verabschiedeten Richtlinie 2005/36/EG[185] über die Anerkennung von Berufsqualifikationen vom 07.09.2005 werden die Kriterien ähnlich wie im

---

[178] EStG (Einkommensteuergesetz) in der Fassung der Bekanntmachung vom 08. Oktober 2009 (BGBl. I S. 3366, 3862), geändert zuletzt durch Artikel 2 Abs. 7 des Gesetzes vom 01. April 2015.
[179] PartGG (Partnerschaftsgesellschaftsgesetz) vom 25. Juli 1994 (BGBl. I S. 1744), geändert zuletzt durch Artikel 1 des Gesetzes vom 15. Juli 2013 (BGBl. I S. 2386).
[180] BGB §§ 705 ff.
[181] Quaas, Michael: Zur Berufsfreiheit des Freiberuflers, insbesondere der Ärzte, Medizinrecht MedR 2001, Heft 1, S. 34 - 37. Gesetzgeber nähere sich mit dem PartGG einer Definition allenfalls an.
[182] Ratzel, Hans-Dieter und Knüpper, Peter in: (Hrsg.:) Ratzel/Luxenburger: Handbuch Medizinrecht, 2. Auflage (Deutscher Anwaltverlag 2011); § 5 Berufsrecht der Gesundheitsberufe, S. 73, Rn 14. Wird hier als Legaldefinition betrachtet.
[183] Laufs, Adolf in Laufs/Kern, Handbuch des Arztrechts, 4. Auflage 2010, C.H. Beck, München, § 3 Rn 6.
[184] Hirsch, Günter: Die Europäisierung der freien Berufe, Deutsche Notar-Zeitschrift DNotZ 2000, 729.
[185] Europäisches Parlament und Europäischer Rat: Richtlinie 2005/36/EG über die Anerkennung von Berufsqualifikationen vom 07.09.2005.

Partnerschaftsgesellschaftsgesetz umschrieben. Ebenso in der Rechtsprechung des Europäischen Gerichtshofs[186].

Wortgleich in Bundesärzteordnung[187] und (Muster-)Berufsordnung[188] ist erklärt, dass der „[...] ärztliche Beruf [...] seiner Natur nach ein freier Beruf [ist]". Dieser Terminus bekräftigt den Status als vorgegeben. Die Freiheit des ärztlichen Berufs wird also gesetzlich und standesrechtlich nicht (nur) gewährt, sondern gilt als institutionell gesichert[189]. Sie ist ein Charakteristikum des Arztberufs[190]. Bundesärzteordnung[191] und (Muster-)Berufsordnung[192] enthalten sich jedoch detaillierterer Beschreibungen des freien Berufs. Zu erarbeiten sind also mögliche Kriterien und ihre Bedeutung für den Arzt, mit deren Hilfe der Begriff des „Freien Berufs" eingegrenzt werden kann, auch wenn dessen Merkmale „nicht alle gegeben sein [müssen], sondern [...] in variabler Form vorliegen [können]."[193]

---

[186] EuGH C-267/99, Urteil vom 11. 10. 2001: *Zum Begriff des freien Berufes in Bezug auf den nationalen Mehrwertsteuersatz*, DStRE 2002, 112 - Beck-Online.
[187] BÄO § 1 Abs. 2.
[188] MBO-Ä § 1 Abs. 1 Satz 3.
[189] Kern, Bernd-Rüdiger in Laufs/Kern: Handbuch des Arztrechts, 4. Auflage 2010, C.H. Beck, München; Rn 9 in § 3 Die Freiheit des ärztlichen Berufs Rn. 1 - 25.
[190] Quaas, Michael in: Clemens/Quaas/Zuck: Medizinrecht, Öffentliches Medizinrecht – Pflegeversicherungsrecht – Arzthaftpflichtrecht – Arztstrafrecht, 3. Auflage 2014, C.H. Beck München; § 13 Grundzüge des ärztlichen Berufsrechts, Rn 9 ff.
[191] BÄO Bundesärzteordnung in der Fassung der Bekanntmachung vom 16. April 1987, zuletzt geändert durch Artikel 2 der Verordnung vom 21. Juli 2014.
[192] MBO-Ä (Muster-)Berufsordnung für die in Deutschland tätigen Ärztinnen und Ärzte, MBO-Ä 1997 in der Fassung der Beschlüsse des 114. Deutschen Ärztetages 2011.
[193] Weiß, Wolfgang: Der Vertragsarzt zwischen Freiheit und Bindung, Neue Zeitschrift für Sozialrecht NZS 2005, 67, S. 71.

6.1 Erbringung von Dienstleistungen höherer Art

Schon 1956 stellte Deneke[194] fest, dass die „Inhalte freiberuflicher Tätigkeit [...] nicht mit der Produktion standardisierter Waren für allgemeine Gütermärkte beschreibbar [sind], sondern [...] durch in eigener Person und Verantwortlichkeit erbrachte Leistungen für individuelle Nachfrager (Patienten, Klienten, Mandanten) geprägt [werden]". Heute müsste man den Terminus „Produktion standardisierter Waren" noch um die Erbringung standardisierter Dienstleistungen ergänzen. Erforderlich sind ein besonderes Maß an Fachkenntnissen, an allgemeiner und wissenschaftlicher Bildung, an geistigen Fähigkeiten und unter Umständen damit verbundener manueller Kunstfertigkeit. Intellektuelle Flexibilität und Abstraktionskompetenz soll dem Leistungserbringer ermöglichen, auf die besonderen Bedürfnisse nachfragender Individuen oder Gruppen einzugehen.

6.2 Anforderungen an die Ausbildung

Eine Berufsqualifikation, die eine universitäre Ausbildung voraussetzt, wird im Regelfall zu fordern sein, wenngleich sie nicht verpflichtend ist. „Darin spiegelt sich die ‚Expertenfunktion' der Freiberufler wider, denen bewertende und beurteilende Funktionen von gehobener gesellschaftlicher Bedeutung zugewiesen sind"[195]. Daher zählen typischerweise Ärzte, Rechtsanwälte und Architekten zu den freien Berufen, während beispielsweise im Bereich von Unterricht und Kunst

---

[194] Deneke, Johann F. Volrad: Die freien Berufe, Vorwerk, Stuttgart, 1956.
[195] Kluth, Winfried: Zukunft der freien Berufe: Chancen auch in der globalisierten Welt, Deutsches Ärzteblatt 2007, Heft 48, S. A 3314.

immer wieder Abgrenzungsprobleme zum Gewerbe auftreten[196]. Ausbildungsvorschriften stehen der Freiheit von Berufswahl und -ausübung nicht entgegen, wenn sie „in Hinblick auf die Anforderungen des Berufs geeignet, erforderlich und zumutbar sind"[197]

Der Beruf des Arztes ist der einzige Heilberuf, dessen Ausbildung zwingend an einer wissenschaftlichen Hochschule zu absolvieren ist. Das gilt entsprechend auch für Zahn- und Veterinärmedizin. Nach Art. 74 Abs. 1 Nr. 19 GG unterliegt die Zulassung zu ärztlichen und anderen Heilberufen der Gesetzgebung des Bundes[198]. Geregelt ist das Ausbildungscurriculum für die Humanmedizin in der Bundesärzteordnung[199] und der Approbationsordnung für Ärzte[200].

6.3 Persönliche Leistungserbringung und Arztvorbehalt

Der Erbringung von Leistungen höherer Art ist immanent, dass sie grundsätzlich persönlich zu erbringen ist, weil sich darin die besondere fachliche Kompetenz des freiberuflich Tätigen reflektiert. Eine Delegation an minder Qualifizierte ist denkbar, wenn es sich um Hilfstätigkeiten handelt, die aber nicht in den Kernbereich freiberuflichen Handelns eingreifen[201]. Delegationen unterliegen daher erheblichen Beschränkungen. Nach Taupitz hat der Einsatz von fremder Arbeitskraft ebenso wie von Sachkapital nur

---

[196] IHK Berlin: Abgrenzung Gewerbe und freier Beruf - Dokument Nr. 50458 vom 11.03.2014.
[197] Hufen, Friedhelm: Berufsfreiheit - Erinnerung an ein Grundrecht, NJW 1994, 2913.
[198] GG Art. 74 Abs. 1 … Nr. 19: …. *Zulassung zu ärztlichen und anderen Heilberufen* ….
[199] BÄO, § 4.
[200] ÄApprO Approbationsordnung für Ärzte vom 27. Juni 2002 (BGBl. I S. 2405), zuletzt geändert durch Artikel 2 der Verordnung vom 2. August 2013 (BGBl. I S. 3005).
[201] Quaas, Michael in: Quaas/Zuck/Clemens: Medizinrecht. Öffentliches Medizinrecht – Pflegeversicherungsrecht – Arzthaftpflichtrecht – Arztstrafrecht, (3. Auflage, Verlag C. H. Beck, München, 2014); § 16 Ärzte und Krankenhaus, S. 313 Rn 6.

eine Hilfsfunktion und nicht, wie im Gewerbebetrieb, die Funktion von Produktionsmitteln[202].

Eine Delegation medizinischer Tätigkeiten an nicht-ärztliches Personal, beispielsweise medizinische Fachangestellte (früher Arzthelferinnen) oder aus Krankenpflege kann demzufolge erlaubt sein, wenn ein Arzt die Indikation gestellt hat[203]. Außerdem hat „der Arzt [...] sicherzustellen, dass der Mitarbeiter aufgrund seiner beruflichen Qualifikation oder allgemeinen Fähigkeiten und Kenntnisse für die Erbringung der delegierten Leistung geeignet ist (Auswahlpflicht). Er hat ihn zur selbständigen Durchführung der zu delegierenden Leistung anzuleiten (Anleitungspflicht) sowie regelmäßig zu überwachen (Überwachungspflicht). Die Qualifikation des Mitarbeiters ist ausschlaggebend für den Umfang der Anleitung und der Überwachung"[204]. Welche Tätigkeiten unter welchen Bedingungen nun delegationsfähig sind, ist von den Delegationspartnern und gegebenenfalls mit den Krankenhausträgern zu vereinbaren[205].

Nicht delegierbar sind Kernaufgaben ärztlichen Handelns wie die Erhebung der Anamnese und die klinische Untersuchung, sofern ärztliches Fachwissen hier erforderlich ist. Ferner Indikationsstellung und Aufklärung für jegliche medizinische Maßnahmen, wozu nicht nur technische Eingriffe gehören, sondern auch medikamentöse und andere nicht-invasive Behandlungen[206].

---

[202] Taupitz, Jochen: Die Standesordnungen der freien Berufe - Geschichtliche Entwicklung, Funktionen, Stellung im Rechtssystem. S. 41.
[203] Schell, Werner: Weisungs- und Direktionsrecht in der Pflege – Immer wieder in der Diskussion, Intensiv 2009; 17(2): 92-95.
[204] KBV und GKV-Spitzenverband in: Vereinbarung über die Delegation ärztlicher Leistungen an nichtärztliches Personal in der ambulanten vertragsärztlichen Versorgung gemäß § 28 Abs. 1 S. 3 SGB V vom 1. Oktober 2013 zwischen der Kassenärztliche Bundesvereinigung, K.d.ö.R., Berlin und dem GKV-Spitzenverband, K.d.ö.R., Berlin; § 4 Abs. 2.
[205] Bergmann, Karl Otto: Delegation und Substitution ärztlicher Leistungen auf/durch nichtärztliches Personal, Medizinrecht MedR 2009 27: 1–10.
[206] s. a. Patientenrechtegesetz BGB §§ 630a-h.

Ebenso bleiben dem Arzt Verrichtungen vorbehalten, die wegen ihrer Schwierigkeit, Gefährlichkeit oder Unvorhersehbarkeit des Verlaufs mit einem erhöhten Risiko für den Patienten einhergehen[207]. Dazu gehören auch neue Behandlungsmethoden[208].

Das Sozialrecht erlaubt im Rahmen von Modellvorhaben nach § 63 Abs. 3c SGB V eine Übertragung ärztlicher Tätigkeiten auf Angehörige von Krankenpflegeberufen[209]. In Spezialgesetzen wie dem Arzneimittelgesetz[210], dem Betäubungsmittelgesetz[211], der Röntgenverordnung[212] und eingeschränkt dem Transfusionsgesetz[213] finden sich ausdrückliche Arztvorbehalte[214]. Abzugrenzen von Delegation und Übertragung ist die heilkundliche Berufsausübung von Nichtärzten außerhalb von Heilhilfsberufen. Im deutschen Recht besteht ein beschränkter Arztvorbehalt. § 2 der Bundesärzteordnung beschreibt die Ausübung des Arztberufs als „Ausübung der Heilkunde unter der Berufsbezeichnung ‚Arzt' oder ‚Ärztin'"[215], wofür eine Approbation erforderlich ist[216]. Allerdings

---

[207] Kern, Bernd-Rüdiger in: Laufs/Kern, Handbuch des Arztrechts, 4. Auflage 2010, C.H. Beck, München; § 45 Rn 6, Die Pflicht des Arztes zur persönlichen Leistung.
[208] BSG B 1 KR 24/06 R, Urteil vom 7. 11. 2006, (LSG München): *Leistungspflicht der gesetzlichen Krankenversicherung bei lebensbedrohender Erkrankung.*
[209] SGB V, § 63 Abs. 3c: *Modellvorhaben nach Absatz 1 können eine Übertragung der ärztlichen Tätigkeiten, bei denen es sich um selbständige Ausübung von Heilkunde handelt und für die die Angehörigen der im Krankenpflegegesetz geregelten Berufe auf Grund einer Ausbildung nach § 4 Abs. 7 des Krankenpflegegesetzes qualifiziert sind, auf diese vorsehen.*
[210] AMG § 48 : Verschreibungspflicht.
[211] BtMG § 13 Abs. 1: Verschreibung und Abgabe auf Verschreibung.
[212] RöV § 2 Nr. 10: Rechtfertigende Indikation: *Entscheidung eines Arztes oder Zahnarztes mit der erforderlichen Fachkunde im Strahlenschutz, dass und in welcher Weise Röntgenstrahlung am Menschen in der Heilkunde oder Zahnheilkunde angewendet wird.* RöV § 24 Abs. 2: Berechtigte Personen.
[213] TGF § 7 Abs. 2: *Die Entnahme der Spende darf nur durch eine ärztliche Person oder durch anderes qualifiziertes Personal unter der Verantwortung einer ärztlichen Person erfolgen.*
[214] Kern, Bernd-Rüdiger in: Laufs/Kern, Handbuch des Arztrechts, 4. Auflage 2010, C.H. Beck, München; § 45 Die Pflicht des Arztes zur persönlichen Leistung, Rn 6.
[215] BÄO § 2 Abs. 5.
[216] BÄO § 2 Abs. 1.

dürfen in beschränktem Umfang auch Heilpraktiker die Heilkunde ausüben[217]. Hierin unterscheidet sich das deutsche vom österreichischen, schweizerischen oder französischen Recht, wonach die medizinische Behandlung den Ärzten vorbehalten ist[218].

6.4 Vertrauensbeziehung

Eng verbunden mit der persönlichen Leistungserbringung ist das besondere Vertrauensverhältnis zwischen dem Leistungserbringer und seinem Patienten, Mandanten oder Klienten. Dieser gewährt freiwillig Einblick und Einfluss in höchstpersönliche Lebensbereiche[219]. Das Anliegen, mit dem er sich an den Freiberufler wendet, bedarf einer individuellen Bearbeitung und Lösung. Damit muss für den Leistungsnachfrager auch die Gewissheit einhergehen, dass seine Daten (im weiten Sinn) geschützt bleiben. Mit dem Berufsgeheimnis und dem Recht auf Aussageverweigerung wird dieser Sonderrolle der freien Berufe – wenngleich gestuft – Rechnung getragen[220].

Die Schweigepflicht ist als Verbot, unbefugt Privatgeheimnisse zu offenbaren, in § 203 Abs. 1 StGB[221], außerdem berufsrechtlich in § 9

---

[217] HeilprG, § 1: *Wer die Heilkunde, ohne als Arzt bestallt zu sein, ausüben will, bedarf dazu der Erlaubnis.*
[218] Deutsch, Erwin und Spickhoff, Andreas: Medizinrecht - Arztrecht, Arzneimittelrecht, Medizinprodukterecht und Transfusionsrecht, Springer Heidelberg Dordrecht London New York, 7. Auflage, 2014; S. 24 Rn 26.
[219] Taupitz, Jochen: Die Standesordnungen der freien Berufe - Geschichtliche Entwicklung, Funktionen, Stellung im Rechtssystem. S. 52.
[220] Kluth, Winfried: Zukunft der freien Berufe: Chancen auch in der globalisierten Welt, Deutsches Ärzteblatt 2007, Heft 48, S. A 3314.
[221] StGB Strafgesetzbuch in der Fassung der Bekanntmachung vom 13. November 1998 (BGBl. I S. 3322), zuletzt geändert durch Artikel 1 des Gesetzes vom 21. Januar 2015 (BGBl. I S. 10).

MBO[222] normiert. Von der Schweigepflicht kann den Arzt grundsätzlich nur der Patient oder sein gesetzlicher Vertreter entbinden. Zusätzliche Offenbarungsrechte und -pflichten bestehen auf gesetzlicher Grundlage, zum Beispiel in Form der Weitergabe von Patientendaten nach dem Sozial[223]- oder dem Infektionsschutzrecht[224]. Ferner aufgrund richterlicher Anordnung und im Einzelfall nach Interessensabwägung im Rahmen des rechtfertigenden Notstands nach § 34 StGB oder einer rechtfertigenden Pflichtenkollision[225]. Diese Ausnahmen zur Schweigepflicht haben in der Öffentlichkeit jedoch hohe Akzeptanz oder werden, wie im Fall der Abrechnung bei den Kassenpatienten, als selbstverständlich empfunden. Daher besteht im Regelfall keine Gefahr, dass ein vertrauensvolles Verhältnis zwischen Arzt und Patient dadurch gestört wird. Das Recht zur Zeugnisverweigerung nach § 53 Abs. 1 Nr. 3 StPO[226] und nach § 383 Abs. 1 Nr. 6 ZPO[227], ferner der Schutz vor Bestrafung bei Nichtanzeige geplanter Straftaten nach § 139 StGB[228] wirken hier noch stabilisierend.

Das gemäßigte Gewinnstreben der in einem freien Beruf Tätigen ist eine weitere vertrauensbildende Komponente zur Abgrenzung vom Gewerbetreibenden. Wenngleich unstritig die Arbeit des Freiberuflers

---

[222] (Muster-)Berufsordnung für die in Deutschland tätigen Ärztinnen und Ärzte, MBO-Ä 1997 in der Fassung der Beschlüsse des 114. Deutschen Ärztetages 2011.
[223] SGB V z.B. §§ 295 ff.
[224] IfSG Infektionsschutzgesetz vom 20. Juli 2000 (BGBl. I S. 1045), zuletzt geändert durch Artikel 2 Absatz 36 und Artikel 4 Absatz 21 des Gesetzes vom 7. August 2013 (BGBl. I S. 3154); §§ 8ff.
[225] Landesärztekammer Baden-Württemberg: Schweigepflicht und Datenschutz - Informationen für Ärztinnen, Ärzte, Psychotherapeutinnen, Psychotherapeuten, 2014.
[226] StPO Strafprozeßordnung in der Fassung der Bekanntmachung vom 7. April 1987 (BGBl. I S. 1074, 1319), zuletzt geändert durch Artikel 2 Absatz 3 des Gesetzes vom 21. Januar 2015 (BGBl. I S. 10).
[227] ZPO Zivilprozessordnung in der Fassung der Bekanntmachung vom 5. Dezember 2005 (BGBl. I S. 3202; 2006 I S. 431; 2007 I S. 1781), zuletzt geändert durch Artikel 1 des Gesetzes vom 8. Juli 2014 (BGBl. I S. 890).
[228] StGB § 139 Abs. 1 und 3, Ausnahmen in Abs. 3 Nr. 1- 3.

auch seinem Lebensunterhalt dienen darf und muss[229], verbleiben dennoch gewisse altruistische Pflichten gegenüber dem Auftraggeber. Das besondere Vertrauen des Empfängers der Dienstleistung in die Arbeit des Freiberuflers spiegelt sich in dessen Verantwortung zur angemessenen Rechnungsstellung wider, wobei seine Profiterzielungsabsicht zurückzutreten hat[230]. Wenig überzeugend ist jedoch, dass diese Haltung ihren Ausdruck darin findet, dass „er nicht Lohn oder Vergütung, sondern Gebühren und Honorare [erhält]"[231]. Allerdings bieten Gebührenordnungen eine gewisse Transparenz. In der Medizin ist die Anwendung der Gebührenordnung für Ärzte (GOÄ)[232] nach § 12 MBO verpflichtend, sofern nicht andere Vergütungsregelungen – wie im Bereich der Gesetzlichen Krankenversicherung – gelten. Nach Abs. 1 ist zudem auf Einkommens- und Vermögensverhältnisse der Zahlungspflichtigen Rücksicht zu nehmen. Ferner müssen Patienten über auf sie zukommende Kosten nicht nur standesrechtlich[233], sondern auch nach dem Patientenrechtegesetz[234] informiert werden.

Unschärfen bei der Grenzziehung zum Gewerbe bedeuten eine Gefahr für das Vertrauensverhältnis zum Erbringer freiberuflicher Leistungen. In der Medizin betrifft das exemplarisch zahntechnische Leistungen im Praxislabor, den Verkauf hörakustischer Geräte beim Hals-Nasen-Ohren-

---

[229] Kluth, Winfried: Zukunft der freien Berufe: Chancen auch in der globalisierten Welt, Deutsches Ärzteblatt 2007, Heft 48, S. A 3315.
[230] Taupitz, Jochen: Die Standesordnungen der freien Berufe - Geschichtliche Entwicklung, Funktionen, Stellung im Rechtssystem; S. 64.
[231] Stober, Rolf: Die Berufsfreiheit der freien Berufe, NJW 1981, 1529.
[232] GOÄ Gebührenordnung für Ärzte in der Fassung der Bekanntmachung vom 9. Februar 1996 (BGBl. I S. 210), zuletzt geändert durch Artikel 17 des Gesetzes vom 4. Dezember 2001 (BGBl. I S. 3320).
[233] MBO § 12 Abs. 4, (Muster-)Berufsordnung für die in Deutschland tätigen Ärztinnen und Ärzte, MBO-Ä 1997 in der Fassung der Beschlüsse des 114. Deutschen Ärztetages 2011.
[234] BGB § 630c Abs. 3.

Arzt oder Optikerleistungen in der Praxis des Augenarztes[235]. Auch können im industriellen Stil erstellte Laborbefunde, erbracht mittels oft fernversandter Materialien ohne jeglichen Patientenkontakt, nicht mehr als freiberuflich Tätigkeit betrachtet werden[236].

6.5 Problem der wirtschaftlichen Selbständigkeit

Historisch betrachtet, ist die Gewerbe- und Niederlassungsfreiheit ein Kernstück der Berufsfreiheit[237]. Als die BÄO vor mehr als einem halben Jahrhundert[238] verabschiedet wurde, arbeitete die Mehrheit der Ärzte außerhalb der Kliniken, meist in Einzelpraxen[239]. Obwohl im Kassenarzturteil[240] von 1960 das Bundesverfassungsgericht von einem einheitlichen Beruf des Arztes ausging, setzte es 1963 die in den Krankenhausbetrieb eingebundene Stellung des angestellten Chefarztes in Gegensatz zur freiberuflichen Tätigkeit des niedergelassenen Arztes[241]. Weder BÄO noch MBO differenzieren jedoch nach der Art der Berufsausübung. Beide gelten für alle Ärzte[242,243] und damit auch für die angestellten oder beamteten, deren Zahl jene der niedergelassenen

---

[235] Zuck, Rüdiger: Die Berufsfreiheit der freien Berufe, NJW 2001, 2055.
[236] Laufs, Adolf in Laufs/Kern: Handbuch des Arztrechts, § 3 Die Freiheit des ärztlichen Berufs, Rn 2.
[237] Hufen, Friedhelm: Berufsfreiheit - Erinnerung an ein Grundrecht, NJW 1994, 2913.
[238] BÄO Bundesärzteordnung: Ausfertigungsdatum: 02.10.1961.
[239] Taupitz, Jochen: Die Standesordnungen der freien Berufe - Geschichtliche Entwicklung, Funktionen, Stellung im Rechtssystem; S. 47.
[240] BVerfG 1 BvR 216/51, Urteil vom 23. 3. 1960: *Unvereinbarkeit des geltenden Kassenarztrechts mit dem GG*, NJW 1960, 715. Kassenarzt ist kein eigener Beruf.
[241] BVerfG 1 BvL 1, 4/61, Beschluß vom 23. 7. 1963: Beteiligung von Krankenhausärzten an der kassenärztlichen Versorgung, NJW 1963, 1667, 1669.
[242] Schelling, Phillip in: Spickhoff Medizinrecht, Beck'sche Kurzkommentare, 2. Auflage 2014, C.H. Beck, München; 50. Bundesärzteordnung § 1 Rn 1.
[243] Scholz, Karsten in: Spickhoff Medizinrecht, Beck'sche Kurzkommentare, 2. Auflage 2014, C.H. Beck, München; 350. (Muster)Berufsordnung § 1 Rn 1.

mittlerweile weit überwiegt[244]. Diese Strukturveränderungen lassen die wirtschaftliche Unabhängigkeit als Wesensmerkmal eines freien Berufs somit nicht mehr überzeugend erscheinen[245], weswegen sie getrennt davon betrachtet werden muss[246]. Im Facharztbeschluss[247] von 1972, worin das Bundesverfassungsgericht sich primär mit der Gesetz- und Satzungsgebungskompetenz zur Regelung der ärztlichen Berufsausübung befasst hatte, setzte es sich noch einmal ausführlich mit Statusfragen des Arztberufs auseinander. Der Plural in Art. 74 Abs. 1 Nr. 19 GG, worin die „Zulassung zu ärztlichen […] Heilberufen"[248] geregelt ist, erklärt sich ausschließlich aus der Differenzierung in die Berufe von Arzt, Zahnarzt und Tierarzt. Facharzt sei kein besonderer ärztlicher Beruf. „Die hier angenommene Einheit des Arztberufes auf der Grundlage der Approbation ‚als Arzt' kommt in der BÄO […] deutlich zum Ausdruck"[249]. Damit wurde die Einheitlichkeit des Arztberufs verfassungsgerichtlich bekräftigt. Auch der „spezialisierte Arzt" bleibt Arzt, es besteht eine „Einheit in der Vielfalt"[250]. Beruflicher Status und Form der Berufsausübung sind zu unterscheiden[251]. Festgestellt kann werden, dass die Schaffung eines Vertrauensverhältnisses durch persönliche Erbringung einer Dienstleistung höherer Art notwendigerweise eine Unabhängigkeit der

---

[244] Statistisches Bundesamt (Destatis): Gesundheitspersonal 2011, Fachserie 12, Reihe 7.3.1.
[245] Erbsen, Maike Constanze in: Deutsch, E., Laufs, A., Schreiber H.-L. (Hrsg.): Recht und Medizin, Frankfurt am Main: Peter Lang GmbH, Europäischer Verlag der Wissenschaften, 2003; Praxisnetze und das Berufsrecht der Ärzte. Der Praxisverbund als neue Kooperationsform in der ärztlichen Berufsordnung, S. 51.
[246] Lipp, Volker in: Laufs/Katzenmeier/Lipp: Arztrecht, 6. Auflage 2009, Verlag C. H. Beck, München; II. Ärztliches Berufsrecht, S. 32/33 Rn 3.
[247] BVerfG 1 BvR 518/62 u. 308/64, Beschluss vom 9. 5. 1972: *Facharztbeschluss*. NJW 1972, 1504, 1507.
[248] GG Art. 74 Abs. 1 Nr. 19.
[249] BVerfG 1 BvR 518/62 u. 308/64, Beschluss vom 9. 5. 1972: s.o., NJW 1972, 1504, 1505.
[250] Schelling, Phillip in: Spickhoff Medizinrecht, Beck'sche Kurzkommentare, 2. Auflage 2014, C.H. Beck, München; 50. Bundesärzteordnung § 1 Rn 2.
[251] Igl, G., Welti, F. (Hrsg.): Gesundheitsrecht - eine Einführung, 2. Auflage 2014, Verlag Franz Vahlen München; S. 76 – 78, Rn 251 – 254a.

Freiheit ärztlichen Handelns von der Form der Berufsausübung bedingt[252]. Der Begriff der Freiberuflichkeit in BÄO und MBO kennzeichnet – als Abgrenzung zum Gewerbe – keine steuerliche Eingruppierung in Form fehlender Gewerbesteuerpflichtigkeit, sondern soll vielmehr gewährleisten, „dass die therapeutische Verantwortung beim Arzt liegt und zwar unabhängig davon, ob der Arzt in eigener Niederlassung, im Angestelltenverhältnis oder im Beamtenstatus tätig wird"[253]. Ausdrücklich regelt die Berufsordnung in § 23 Abs. 1, dass ihre Bestimmungen „auch für Ärztinnen und Ärzte, welche ihre ärztliche Tätigkeit im Rahmen eines privatrechtlichen Arbeitsverhältnisses oder öffentlich-rechtlichen Dienstverhältnisses ausüben" gelten. Daher zählen auch Ärzte, die in abhängigen Beschäftigungsverhältnissen arbeiten, zu den Freiberuflern[254,255].

Fazit I: Krankenhäuser in Deutschland werden weniger und größer. Sie versorgen immer mehr stationäre Patienten in kürzerer Verweildauer.

Fazit II: Eine zunehmende Zahl hochqualifizierter Ärzte verbleibt nach der Facharztprüfung langfristig in der Klinik.

Fazit III: Das Weisungsrecht des Arbeitgebers ist durch gesetzliche Normen und andere rechtliche Regelungen begrenzt.

Fazit IV: Die Berufsausübung kann gesetzlich geregelt werden. Die Ärztekammern sind landesgesetzlich ermächtigt, Berufsordnungen als Satzungen zu erlassen.

Fazit V: Auch für angestellte und beamtete Krankenhausärzte gelten die Normen der Berufsordnung. Sie üben einen freien Beruf aus.

---

[252] Haage, Heinz: Nomos-Kommentar Bundesärzteordnung. Erläuterungen zum deutschen Bundesrecht, 1. Auflage 2013, BÄO § 1, Rn 2.
[253] Wollersheim, Ulrike in: Terbille/Clausen/Schroeder-Printzen: Münchener Anwalts-Handbuch Medizinrecht, 2. Auflage 2013, Verlag C. H. Beck, München; § 5 Das ärztliche Berufsrecht, S. 595, Rn 78.
[254] Laufs, Adolf in Laufs/Kern: Handbuch des Arztrechts, § 3 Die Freiheit des ärztlichen Berufs Rn 2.
[255] Janda, Constanze: Medizinrecht, 2. Auflage 2013, UVK Verlagsgesellschaft mbH, Konstanz und München, 3. Kapitel: Das ärztliche Berufsrecht, S. 98.

6.6 Gemeinwohlverantwortung

Zum Selbstverständnis des freien Berufs gehört im Gegensatz zum primären Gewinnstreben des Gewerbetreibenden eine ideelle Berufsauffassung, die nicht nur auf den einzelnen Mandanten, Klienten oder Mandanten abzielt. Der freiberuflich Tätige steht darüber hinaus „im Dienste der Gesellschaft und ist in seiner gesellschaftlichen Verantwortung und Verpflichtung von großer Bedeutung für das gesellschaftliche Ganze"[256]. In einer Entscheidung aus dem 1960 umschreibt das Bundesverfassungsgericht[257] diese Tradition der freien Berufe, „...deren Angehörige vorwiegend unter Einsatz ihrer Arbeitskraft und ihrer persönlichen Fähigkeiten Leistungen höherer Art erbringen, durch die sie zugleich der Verwirklichung ideeller Werte im gesellschaftlichen Leben dienen".

Hier zeigen sich auch die Grenzen zu anderen Berufen, deren Bedeutung für das Gemeinwesen ebenfalls nicht abzusprechen ist. Zu denken ist beispielsweise an die Krankenschwester in der Klinik oder auch den Bäcker. Zweifellos werden in diesen Fällen zwar wichtige, aber keine „ideellen Leistungen erbracht oder Idealgüter produziert" – als einem der Wesensmerkmale des freien Berufs nach Deneke[258].

Inwieweit Reglementierungen, die mit der Gemeinwohlverantwortung begründet werden, in Widerspruch zur Freiheit der Berufsausübung stehen, bleibt umstritten. Auch wenn diese berufsrechtlichen Bindungen

---

[256] Merz, Joachim: Die Freien Berufe - Laudatio zur Verleihung der Ehrendoktorwürde des Fachbereiches Wirtschafts- und Sozialwissenschaften der Universität Lüneburg an Prof. J. F. Volrad Deneke, 1996, S. 5.
[257] BVerfG 1 BvR 239/52, Beschluss vom 25. 2. 1960: *Pflichtmitgliedschaft bei der Bayerischen Ärzteversorgung,* NJW 1960, 619, 620.
[258] Deneke 1990, S. 10f, zitiert in Joachim Merz: Die freien Berufe – Laudatio zur Verleihung der Ehrendoktorwürde des Fachbereiches Wirtschafts- und Sozialwissenschaften der Universität Lüneburg an Prof. J. F. Volrad Deneke 1996; S. 8.

von Interessensverbänden wie dem Bundesverband der freien Berufe[259] akzeptiert werden, sind sie regelmäßiger Kritik ausgesetzt. Beklagt werden zahlreiche Einschränkungen der Berufsfreiheit durch Gesetzgeber, Rechtsprechung und öffentlicher Meinung[260]. Die freien Berufe seien längst nicht mehr frei, sondern in ein Netz nationaler Reglementierungen eingebunden, zusätzlich auch in Pflichten aus EU-Recht[261]. In Zweifel gezogen wird, „ob die Durchnormierung einen Gradmesser für die Freiheit eines Berufes darstellen kann."[262] Mangelnde Anpassungsfähigkeit an gesellschaftliche und politische Veränderungen und Beharren auf traditionelle Privilegien würden den Bestand der freien Berufe gefährden[263]. Unter Verweis auf ein Urteil des BGH[264] zu den freiberufsspezifischen Werbebeschränkungen wird argumentiert, dass „das Berufsrecht [...] jedoch zwischenzeitlich weitgehend an Bedeutung verloren [hat]"[265].

Für die ärztliche Berufsausübung kann zumindest diese These unter Verweis auf Bundesärzteordnung und (Muster-)Berufsordnung widerlegt werden. Im Kommentar zur BÄO schreibt Haage, mit der Feststellung, dass der Arzt der Gesundheit des einzelnen Menschen und des gesamten Volkes dient, werde die Verpflichtung deutlich herausgestellt, in die der

---

[259] BFB der Bundesverband freien Berufe: Faktenblatt: Definitionen des freien Berufs, 2012.
[260] Hufen, Friedhelm: Berufsfreiheit - Erinnerung an ein Grundrecht, NJW 1994, 2913.
[261] Hirsch, Günter, Die Europäisierung der freien Berufe, Deutsche Notar-Zeitschrift DNotZ 2000, 729.
[262] Lippert, Hans-Dieter: in Ratzel/Lippert: Kommentar zur Musterberufsordnung der deutschen Ärzte (MBO), 5. Auflage (Springer Heidelberg Dordrecht London New York 2010); § 1 Aufgaben der Ärztinnen und Ärzte, S. 35, Rn 7.
[263] Kämmerer, Jörn Axel: Die Zukunft der freien Berufe zwischen Deregulierung und Neuordnung, NJW-Beil. 2010, 105.
[264] BGH I ZR 77/07 (OLG Celle) vom 29. 07. 2009: *Grenzen der Berufsrechtlich zulässigen Werbung – EKW-Steuerberater*, NJW 2010, 1968.
[265] Kleine-Cosack, Michael: Freiberufsspezifische Werbeverbote vor dem Aus, NJW 2010, 1921.

Arzt der Allgemeinheit gegenüber bei seiner Tätigkeit eingebunden ist[266]. Entsprechendes gilt für die MBO[267]: „Ärztinnen und Ärzte dienen der Gesundheit des einzelnen Menschen und der Bevölkerung"[268]. Die Gemeinwohlbindung ist hier klar normiert. Sie findet ihre verfassungsrechtliche Legitimation in Art. 12 Abs. 1 Satz 2 GG[269], wonach gesetzliche Regelungen der Berufsausübung möglich sind. Ob dadurch der Arzt überhaupt noch einen freien Beruf ausübt, oder sich in der Niederlassung eher dem Gewerbetreibenden und im Krankenhaus dem klassischen Arbeitnehmer annähert, bleibt problematisch[270]. Vorrangig ist sicher nicht das oben angesprochene Werberecht, entscheidend sind vielmehr Sozial- und Arbeitsrecht. Letzteres vor allem für nicht beruflich selbständige Ärzte, was später noch zu prüfen sein wird. Nachdem über 85 % der Patienten gesetzlich versichert sind[271], kommt den Vorschriften des SGB V[272] entscheidende Bedeutung zu. Andererseits binden auch die Bestimmungen im Bereich der privaten Krankenversicherung[273] den Arzt, wenngleich auch in etwas abgeschwächter Weise.

---

[266] Haage, Heinz: Nomos-Kommentar Bundesärzteordnung. Erläuterungen zum Deutschen Bundesrecht, 1. Auflage 2013, BÄO § 1, Rn 1.
[267] Scholz, Karsten in: Spickhoff Medizinrecht, Beck'sche Kurzkommentare, 2. Auflage 2014, C.H. Beck, München; 350. MBO (Muster-) Berufsordnung für deutsche Ärztinnen und Ärzte § 1 Rn 1.
[268] (Muster-)Berufsordnung für die in Deutschland tätigen Ärztinnen und Ärzte, MBO-Ä 1997 in der Fassung der Beschlüsse des 114. Deutschen Ärztetages 2011; § 1 Abs. 1 Satz 1.
[269] GG Art. 12 Abs. 1 Satz 2: *Die Berufsausübung kann durch Gesetz oder auf Grund eines Gesetzes geregelt werden.*
[270] Gesellensetter, Catrin: Die Annäherung des freien Arztberufs an das Gewerbe (FU Berlin, 2007) S. 44 ff.
[271] Statistisches Bundesamt (Destatis): Angaben zur Krankenversicherung - Ergebnisse des Mikrozensus. Fachserie 13 Reihe 1.1 - 2011, S. 22.
[272] SGB V, exemplarisch das Wirtschaftlichkeitsgebot in § 12 Abs. 1: *Die Leistungen müssen ausreichend, zweckmäßig und wirtschaftlich sein; sie dürfen das Maß des Notwendigen nicht überschreiten. Leistungen, die nicht notwendig oder unwirtschaftlich sind, können Versicherte nicht beanspruchen, dürfen die Leistungserbringer nicht bewirken und die Krankenkassen nicht bewilligen.*
[273] PKV Verband der privaten Krankenversicherungen e.V.: Musterbedingungen 2009 für die Krankheitskosten- und Krankenhaustagegeldversicherung (MB/KK 2009).

Vielfach wird dem „freien Beruf" der wesensmäßig unvereinbare „gebundene Beruf" oder „staatlich gebundene Beruf" gegenübergestellt. Bis hin zur These, dass „[...] der freie Beruf des Arztes durch das Fünfte Buch Sozialgesetzbuch [vielleicht] zum staatlich gebundensten Beruf unter den nichtstaatlichen freien Berufen geworden [ist]."[274] Diese Haltung postuliert, dass der Arzt standesrechtlich, aber auch – insbesondere im Rahmen der Versorgung von Kassenpatienten – durch das Sozialrecht gewissermaßen eine öffentlich-rechtliche Aufgabe wahrnehme, und daher nicht mehr „frei" sei[275]. Zugespitzt formuliert vom Arzt als „Kassenbeamten"[276]. Neu ist diese Diskussion über einen faktischen Beamtenstatus der Ärzte nicht. Schon 1911 sprach Triepel vom Arzt als Halbbeamten"[277].

Dem ist entgegenzuhalten, dass der an der vertragsärztlichen Versorgung teilnehmende Arzt nicht zum öffentlichen Dienst gehört, da er in keinem Dienstverhältnis zu Kassen oder Kassenärztlichen Vereinigungen steht[278]. Ebenso wenig ist er ein Beliehener, der selbständig staatliche Aufgaben wahrnimmt. Schon in der Begründung der Bundesärzteordnung (BÄO) von 1961 wird der ärztliche Beruf als einer der wichtigsten freien Berufe bezeichnet[279]. Im Grundgesetzkommentar Maunz/Dürig setzt sich

---

[274] Steiner, Udo in: Medizin und Haftung. Festschrift für Erwin Deutsch zum 80. Geburtstag (Springer Berlin Heidelberg 2009); Zur Lage des Arztes als freiem Beruf, S. 635.
[275] Hufen, Friedhelm: Inhalt und Einschränkbarkeit vertragsärztlicher Grundrechte, Medizinrecht MedR 1996, Heft 9, S. 394-403.
[276] Quaas, Michael: Michael in: Quaas, M., Zuck, R., Clemens, T.: Medizinrecht. Öffentliches Medizinrecht – Pflegeversicherungsrecht – Arzthaftpflichtrecht – Arztstrafrecht, 3. Auflage; 1. Abschnitt: Die Ärzte (Allgemein Zur Berufsfreiheit des Freiberuflers, insbesondere der Ärzte, Medizinrecht MedR 2001, Heft 1 S. 34 - 37, 37.
[277] Triepel, Heinrich: in Festschrift für Binding, Leipzig, Engelmann, 1911; Staatsdienst und staatlich gebundener Beruf.
[278] Weiß, Wolfgang: Der Vertragsarzt zwischen Freiheit und Bindung, Neue Zeitschrift Für Sozialrecht NZS 2005, 67, S. 71.
[279] Haage, Heinz: Nomos-Kommentar Bundesärzteordnung. Erläuterungen zum Deutschen Bundesrecht, 1. Auflage 2013, Rn 1 Abs. 1.

Scholz[280] ausführlich mit der Problematik auseinander: „Teilweise wird dem ‚freien Beruf' verfassungsrechtlich der ‚gebundene Beruf' bzw. der ‚staatlich gebundene Beruf' gegenübergestellt. Tatsächlich handelt es sich beim ‚gebundenen Beruf' jedoch nicht um einen solchen Kontrastbegriff. Denn abgesehen davon, dass der ‚gebundene Beruf' bzw. der ‚staatlich gebundene Beruf' eine Kategorie des Rechts der Berufsschranken darstellt, verkörpert der ‚freie Beruf' bereits immanent ein außerordentlich hohes Maß rechtlicher bzw. berufsethisch fundierter Bindung, dass eine Kontrastierung nach dem Begriffspaar von ‚frei' und ‚gebunden' dem ‚freien Beruf' schon wesensgemäß nicht gerecht wird. Der ‚freie Beruf' ist seinem beruflich-sozialen Selbstverständnis und seiner typischen rechtlichen Ordnung nach gemeinwohlgebunden, also insoweit gerade nicht ‚frei' im Sinne eines Gegensatzes zur (rechtlichen) ‚Bindung'. Dies ändert freilich nichts daran, dass gerade im Bereich der ‚freien Berufe' staatliche Berufsbindungen bzw. berufsrechtliche Überführungen einzelner Berufe in den Status des ‚staatlich gebundenen Berufs' besonders häufig zu beobachten sind. […] Denn der ‚freie Beruf' sieht sich in seiner Gemeinwohlverantwortung bzw. Gemeinwohlbindung gerade durch sein autonomes Berufsethos qualifiziert wie legitimiert." Seine Gemeinwohlverantwortung sei prinzipiell berufsrechtlich-autonomer (standesrechtlicher) Art, dürfe also mit öffentlich-rechtlichen Amts- oder Dienstpflichten nicht verwechselt werden. Der Gesetzgeber verfüge zwar im Bereich der „freien Berufe" über ein ausgeprägtes Maß an eigener Konkretisierungskompetenz hinsichtlich der Berufsbildgestaltung. Diese Kompetenz gründe sich jedoch allein auf den Regelungsvorbehalt des Art.

---

[280] Scholz, Rupert in: Maunz/Dürig, Grundgesetz-Kommentar, 73. Ergänzungslieferung 2014; GG Art. 12, Rn 273 f.

12 Abs. 1 S. 2 GG und nicht auf die institutionellen Staatskompetenzen des Art. 33 GG[281].

Auch im Facharztbeschluss von 1972 verweist das Bundesverfassungsgericht darauf, dass „[...] die Berücksichtigung dieses Allgemeininteresses entsprechend den Bedürfnissen des sozialen Rechtsstaats sicherzustellen, [...] der Zweck des Regelungsvorbehalts in Art. 12 Abs. 1 Satz 2 GG [ist]. Indem aber das GG diese Regelungsbefugnis in die Form des Gesetzesvorbehalts kleidet, überträgt es in erster Linie dem Gesetzgeber die Entscheidung darüber, welche Gemeinschaftsinteressen so gewichtig sind, daß das Freiheitsrecht des Einzelnen zurücktreten muß."[282] Diese Position steht in konsequenter Weiterführung der Rechtsprechung aus dem Apothekenurteil von 1958: „[...] Die Freiheit der Berufsausübung kann im Wege der ‚Regelung' beschränkt werden, soweit vernünftige Erwägungen des Gemeinwohls es zweckmäßig erscheinen lassen."[283]

Untrennbar verbunden mit der Gemeinnützigkeit ist also eine gesetzlich legitimierte Reglementierung, die nur scheinbar in Widerspruch zur Freiheit der Berufsausübung steht, sofern der Grundsatz der Verhältnismäßigkeit gewahrt bleibt. Viel mehr jedoch als durch Einflüsse von außen gefährdet die Ärzteschaft selbst den Status eines freien Berufs, wenn Therapieentscheidungen wirtschaftlichen Erwägungen folgen, und die Gemeinwohlorientierung dahinter zurücktritt. Die im europäischen

---

[281] Scholz, Rupert: in Maunz/Dürig, Grundgesetz-Kommentar, 73. Ergänzungslieferung 2014; GG Art. 12, Rn 274.
[282] BVerfG 1 BvR 518/62 u. 308/64, Beschluss vom 9. 5. 1972: *Facharztbeschluss.* NJW 1972, 1504, 1507.
[283] BVerfG 1 BvR 596/56, Urteil vom 11. 6. 1958: *Niederlassungsfreiheit für Apotheker.* Leitsatz Nr. 6 d), NJW 1958, 1038.

Vergleich[284], gemessen an der Einwohnerzahl, überproportional häufigen Hüft- und Knieprothesen-Operationen zeigen exemplarisch ebenso wie die zahlreichen Herzkatheter- und Herzklappeneingriffe die Bedeutung ökonomischer Interessen[285]. Diese Entwicklung geht nicht nur zu Lasten des einzelnen Patienten, sondern auch des Sozialversicherungssystems[286].

6.7 Selbstverwaltung

Mit der Bildung von Berufskammern als Organe der berufsständischen Selbstverwaltung sichern sich die freien Berufe ihre Autonomie nach außen und regeln nach innen die Berufsausübung ihrer Mitglieder. Beide Komponenten bedingen einander. Der dem freien Beruf immanente Anspruch auf Unabhängigkeit, zumindest im Kern der beruflichen Tätigkeit, erfordert eigene Organisationsstrukturen, mit deren Hilfe die Gemeinwohlbindung gegenüber der Gesellschaft garantiert wird[287]. Über den Gesetzesvorbehalt nach Art. 12 Abs. 1 Satz 2 GG[288] kann der Gesetzgeber Selbstverwaltungsaufgaben an eine öffentlich-rechtliche Körperschaft übertragen. Diese Kammern erlassen Berufsordnungen in Form einer Satzung. Nach Taupitz sind Standesordnungen ein Wesensmerkmal der Freien Berufe, „nicht nur, […] weil sie Ausfluß eines

---

[284] Hamberger Beatrice: OECD-Studie: Deutschland bei Operationen internationaler Spitzenreiter, Gesundheitsstadt Berlin - Das Gesundheitsportal aus der Hauptstadt, 2013.
[285] AQUA Institut für angewandte Qualitätsförderung und Forschung im Gesundheitswesen GmbH: Qualitätsreport 2013 (im Auftrag des Gemeinsamen Bundesausschusses).
[286] Marschall, Ursula und L'hoest, Helmut: TAVI – Einsatz der neuen Intervention in der Kardiologie. Ökonomischer Anreiz oder bessere medizinische Versorgung? in BARMER GEK Gesundheitswesen Aktuell 2014, Beiträge und Analysen, S. 270 – 291.
[287] Scholz, Rupert in: Maunz/Dürig, Grundgesetz-Kommentar, 73. Ergänzungslieferung 2014; GG Art. 12 Rn 271 f.
[288] GG Art. 12 Abs. 1 Satz 2: *Die Berufsausübung kann durch Gesetz oder auf Grund eines Gesetzes geregelt werden.*

mit Blick auf den Staat postulierten Freiheitsanspruchs sind, sondern vor allem auch darum, weil sie sich als Merkmal umfassenderen Bedürfnisses nach Freiheit in der Berufsstellung und in der Berufsausübung darstellen"[289]. Im Facharztbeschluss von 1972 schrieb das Bundesverfassungsgericht, dass die Verleihung von Satzungsautonomie ihren guten Sinn darin habe, gesellschaftliche Kräfte zu aktivieren, den entsprechenden gesellschaftlichen Gruppen die Regelung solcher Angelegenheiten, die sie selbst betreffen und die sie in überschaubaren Bereichen am sachkundigsten beurteilen können, eigenverantwortlich zu überlassen, und dadurch den Abstand zwischen Normgeber und Normadressat zu verringern[290].

Die Anfänge des ärztlichen Standesrechts reichen bis in die Antike[291]. Ende des 18. Jahrhunderts entstanden erste medizinische Lesegesellschaften zum wissenschaftlichen und gesellschaftlichen Austausch, allerdings ohne standespolitischen Anspruch. Im Rahmen der bürgerlichen Mobilisierung des Vormärz bildeten sich in der ersten Hälfte des 19. Jahrhunderts Ärztevereine, „die nun auch wirtschaftliche und berufsständische Belange in der Öffentlichkeit vertraten und sich [...] für eine Vereinheitlichung der Berufsausbildung einsetzten."[292] Obgleich sich 1865 in Baden die erste Ärztekammer in Deutschland konstituiert hatte, blieb bis ins 20. Jahrhundert die Kontrolle ärztlicher Berufsausübung überwiegend Aufgabe des Gesetzgebers[293]. Vorläufer der heutigen

---

[289] Taupitz, Jochen: Die Standesordnungen der freien Berufe - Geschichtliche Entwicklung, Funktionen, Stellung im Rechtssystem. S. 474.
[290] BVerfG 1 BvR 518/62 u. 308/64, Beschluss vom 9. 5. 1972: *Facharztbeschluss*, NJW 1972, 1504, 1506.
[291] Taupitz, Jochen: Die Standesordnungen der freien Berufe - Geschichtliche Entwicklung, Funktionen, Stellung im Rechtssystem, S. 203 f.
[292] Toppe, Andreas: Die Wiedererrichtung der Ärztlichen Standesvertretung in Bayern nach dem zweiten Weltkrieg (Bayerische Landesärztekammer 1997), S. 9 ff.
[293] Lipp, Volker in: Laufs, A., Katzenmeier, C., Lipp, V.: Arztrecht, 6. Auflage (Verlag C. H. Beck, München, 2009); II. Ärztliches Berufsrecht, S. 31.

Berufsordnungen waren gesetzliche Bestimmungen, die den Kammern eine gewisse Autonomie zur Regelung beruflicher Belange der Ärzte erlaubten[294].

Regelungen zur Ausübung des ärztlichen Berufs fallen nach Art. 74 Abs.1 Nr. 19 GG[295] in Verbindung mit Art. 72 Abs. 1 GG[296] in die Gesetzgebungskompetenz der Länder. In deren Heilberufe(kammer)-gesetzen müssen die Landesgesetzgeber „statusbildende Normen" selbst festlegen, und können weitere Bestimmungen der Satzungshoheit der Ärztekammern überlassen.[297] Die Kammern erstellen dazu Berufsordnungen, die abgesehen von wenigen Abweichungen mit der Musterberufsordnung MBO[298] der Bundesärztekammer übereinstimmen.

Auch die Mitgliedschaft in berufsständischen Versorgungswerken, verbunden mit einer Befreiung von der gesetzlichen Rentenversicherung, gehört zur Selbstverwaltung[299]. In einem Beschluss aus dem Jahr 1960 stellte das Bundesverfassungsgericht[300] fest, dass die Pflichtmitgliedschaft in der Ärzteversorgung mit dem Grundgesetz vereinbar sei. Eine solche Verpflichtung stehe der Ausübung eines freien Berufs nicht entgegen und entspreche prinzipiell dem Sozialstaatsprinzip des Grundgesetzes. Sie sei

---

[294] Toppe, Andreas: Die Wiedererrichtung der Ärztlichen Standesvertretung in Bayern nach dem zweiten Weltkrieg (Bayerische Landesärztekammer 1997), S. 11, Bayerisches Ärztegesetz von 1927.
[295] GG Art. 74 Abs. 1 Nr. 19: ... *Zulassung zu ärztlichen und anderen Heilberufen* ...
[296] GG Art. 72 Abs. 1: *Im Bereich der konkurrierenden Gesetzgebung haben die Länder die Befugnis zur Gesetzgebung, solange und soweit der Bund von seiner Gesetzgebungszuständigkeit nicht durch Gesetz Gebrauch gemacht hat.*
[297] BVerfG 1 BvR 518/62 u. 308/64, Beschluß vom 9. 5. 1972: *Facharztbeschluss*, NJW 1972, 1504.
[298] (Muster-)Berufsordnung für die in Deutschland tätigen Ärztinnen und Ärzte, MBO-Ä 1997 in der Fassung der Beschlüsse des 114. Deutschen Ärztetages 2011.
[299] Sewering, Hans Joachim: Der ärztliche Beruf: „... Er ist seiner Natur nach ein freier Beruf", Deutsches Ärzteblatt 1995, Heft 11, S. A746.
[300] BVerfG 1 BvR 239/52, Beschluß vom 25. 2. 1960: *Pflichtmitgliedschaft bei der Bayerischen Ärzteversorgung*, NJW 1960, 619 ff.

sogar, die Akzeptanz einer kollektiven Versorgung vorausgesetzt, die dem freien Beruf angemessenste Form, im Gegensatz zu den Formen der „Fürsorge" und der „Versorgung" im engeren Sinn.[301]

6.8 Eigenbestimmtheit und fachliche Unabhängigkeit

Taupitz differenziert nach zwei Formen der Freiheit des in einem freien Beruf Tätigen: Der äußeren, die sich in wirtschaftlicher Selbständigkeit ausdrückt. Und der inneren, „der Weisungsungebundenheit und Entscheidungsfreiheit innerhalb der spezifischen Berufsausübung"[302]. Das Weisungsrecht des Arbeitgebers endet an der Grenze des Kerns der Freiberuflichkeit. Der Arbeitsvertrag mit einem Arbeitnehmer als Angehörigen eines freien Berufs bindet den Arbeitgeber, die fachliche Weisungsunabhängigkeit des Trägers eines freien Berufs zu achten[303]. Das Berufsrecht limitiert nicht nur Auftragswünsche gegenüber selbständigen Freiberuflern, sondern wird auch innerhalb eines Arbeitsverhältnisses wirksam[304,305]. Lücke beschreibt den freien Beruf als Tatbestand, die Weisungsunabhängigkeit als Rechtsfolge[306].

Dass auch Ärzte in Angestellten- oder Beamtenverhältnis einen freien Beruf ausüben, wurde bereits ausführlich dargelegt. Da nämlich nicht die

---

[301] BVerfG 1 BvR 239/52, Beschluß vom 25. 2. 1960, s.o., NJW 1960, 619, 621.
[302] Taupitz, Jochen: Die Standesordnungen der freien Berufe - Geschichtliche Entwicklung, Funktionen, Stellung im Rechtssystem, S. 44.
[303] Lücke, Oliver: Die Hierarchie des ärztlichen Dienstes im Spannungsfeld von Direktionsrecht und freiem Beruf, Dissertation Universität Regensburg, 1994, S. 68.
[304] Kluth, Winfried: Zukunft der freien Berufe: Chancen auch in der globalisierten Welt, Deutsches Ärzteblatt 2007, Heft 48, S. A 3315.
[305] Österreichisches Bundesministerium für Gesundheit und Frauen: Stellungnahme zu Fachaufsicht und Weisungsrecht von klinischen Psychologen, Gesundheitspsychologen und Psychotherapeuten.
[306] Lücke, Oliver: Die Hierarchie des ärztlichen Dienstes im Spannungsfeld von Direktionsrecht und freiem Beruf, Dissertation Universität Regensburg, 1994, S. 68.

Art der Tätigkeit, sondern der „Bezug auf das innere Wesen und den eigentlichen Sinn der ärztlichen Berufsausübung"[307] die Freiberuflichkeit des Arztes charakterisiert. So auch das Arbeitsgericht Mainz in einer Entscheidung aus dem Jahr 1995: „Der Arzt hat insoweit die selbständige Handlungsverantwortung. Die Wissensentscheidung des einzelnen Berufsangehörigen steht beim ärztlichen Dienst im Zentrum der Arbeit."[308] Das Direktionsrecht des Arbeitgebers hat hinter dem Pflichtenprogramm der MBO zurückzustehen. Mit der Folge, dass Anweisungen nicht verbindlich sind, wenn sie der Beachtung von Pflichten aus der Berufsordnung entgegenstehen.[309]

Diese Autonomie des Arztberufs[310] steht in einem möglichen Konfliktfeld mit dem Direktionsrecht des Arbeitgebers[311]. Widersetzt sich ein Arzt im Interesse der Behandlung eines Patienten einer Weisung des Arbeitgebers, liegt darin allerdings kein Kündigungsgrund.[312] Umgekehrt würde sich ein anweisender Nicht-Arzt wegen unerlaubten Ausübens der

---

[307] Schirmer, Horst Dieter in: Wenzel (Hrsg.): Handbuch des Fachanwalts Medizinrecht, 3. Auflage 2013, Luchterhand Verlag; Kapitel 9 - Berufsrecht der Heilberufe, S. 1044, Rn 4.
[308] ArbG Mainz 5 Ca 283/95, Urteil vom 06.07.1995: *Ärzte, Weisungsrecht des Arbeitgebers*, BeckRS 1995, 30755567.
[309] Kilian, Matthias in Prütting, Dorothea (Hsrg): Fachanwaltskommentar Medizinrecht, 3. Auflage, Luchterhand Verlag 2014; § 23 MBOÄ Ärztinnen und Ärzte im Beschäftigungsverhältnis, S. 1631 Rn 5.
[310] Deutsch, Erwin und Spickhoff, Andreas: Medizinrecht - Arztrecht, Arzneimittelrecht, Medizinprodukterecht und Transfusionsrecht, Springer Heidelberg Dordrecht London New York, 7. Auflage, 2014, S. 17.
[311] Oberlander, Willi (Proj.Ltr.) et. al.: Berufsbild und Autonomie von Ärztinnen und Ärzten - Sowiport, ein Forschungsprojekt im Auftrag der Ludwig-Sievers-Stiftung, Institut für Freie Berufe, Nürnberg (Hrsg.), Deutscher Ärzte-Verlag, Köln, 2008. Zusammenfassung in DÄ 105, Heft 7, 15.02.2008.
[312] Schiwy, Peter: Deutsches Arztrecht - Kommentar der Bundesärzteordnung und Sammlung des Medizinalrechts, 116. Ergänzungslieferung vom August 2013, Luchterhand Verlag.

Heilkunde nach § 5 HPG[313] strafbar machen[314]. Ein Eingriff in die Therapiefreiheit durch den Krankenhausträger darf auch nicht von haushaltsrechtlichen Erwägungen abhängig gemacht werden[315].

Typischerweise ist diese Weisungsfreiheit in Fragen von Diagnostik und Therapie regelmäßig vertraglich in den Chefarztverträgen vereinbart[316]. Da auch der Chefarzt Arbeitnehmer ist, unterliegt er allerdings dem Weisungsrecht des Arbeitgebers in organisatorischen Angelegenheiten.[317] In den Arbeits- oder Dienstverträgen jener fast 92 % aller angestellten oder beamteten Krankenhausärzte, die keine Chefärzte sind[318], finden sich dagegen solche Formulierungen zur Weisungsunabhängigkeit gegenüber dem Arbeitgeber nicht. Allerdings schützen BÄO und MBO auch diese viel größere Gruppe dadurch, dass nicht nur keine Unterscheidung nach Art der Berufsausübung in Niederlassung oder in einem Beschäftigungsverhältnis getroffen wird, sondern ebenso wenig nach der Stellung innerhalb eines Beschäftigungsverhältnisses[319]. Die Einheitlichkeit des Arztberufs, mehrfach in anderem Kontext festgestellt vom Bundesverfassungsgericht[320,321], wird hier gleichfalls wirksam. Mit Abschluss eines Arbeits- oder Dienstvertrags bindet sich der Träger einer

---

[313] HeilprG, § 5: *Wer, ohne zur Ausübung des ärztlichen Berufs berechtigt zu sein und ohne eine Erlaubnis nach § 1 zu besitzen, die Heilkunde ausübt, wird mit Freiheitsstrafe bis zu einem Jahr oder mit Geldstrafe bestraft.*
[314] Scholz, Karsten in: Spickhoff Medizinrecht, Beck'sche Kurzkommentare, 2. Auflage 2014, C.H. Beck, München; 350. (Muster)Berufsordnung § 2 Rn 6.
[315] ArbG Gelsenkirchen 1 GA 45/96, Beschluss vom 20.12.1996: *Therapiewahl kann nicht von haushaltsrechtlichen Gründen abhängig gemacht werden.*
[316] Narr, H., fortgeführt von Hübner, M., *Ärztliches Berufsrecht*, 22. Ergänzungslieferung vom Mai 2014, Deutscher Ärzteverlag Köln 2014, S. 832 Rn B 541.
[317] BAG 2 AZR 255/60, Urteil vom 27. 7. 1961 (München): *Rechtliche Würdigung des Beschäftigungsverhältnisses eines Chefarztes*, NJW, 1061, 2085.
[318] Bundesärztekammer: Ergebnisse der Ärztestatistik zum 31. Dezember 2014.
[319] Wagener, Andreas: Therapiefreiheit - Wirtschaftlichkeitsgebot - Direktionsrecht, Das Krankenhaus 9/2005, S. 772 - 774.
[320] BVerfG 1 BvR 216/51, Urteil vom 23. 3. 1960: *Kassenarzturteil*, NJW 1960, 715.
[321] BVerfG 1 BvR 518/62 u. 308/64, Beschluss vom 9. 5. 1972: *Facharztbeschluss*, NJW 1972, 1504.

Klinik an die Freiberuflichkeit seines ärztlichen Vertragspartners[322]. Die Freiheit ärztliche Tuns kann auch vertraglich nicht abbedungen werden[323]. Bei Honorarärzten steht gleichfalls die fachliche Weisungsfreiheit einer abhängigen Beschäftigung nicht entgegen[324]. Dabei geht die Berufsordnung über die Feststellung, dass der ärztliche Beruf seiner Natur nach ein freier Beruf sei, hinaus. So darf der Arzt nach § 2 Abs. 1 Satz 2 „[...] keine Grundsätze anerkennen und keine Vorschriften oder Anweisungen beachten, die mit seiner Aufgabe nicht vereinbar sind oder deren Befolgung er nicht verantworten kann." § 2 Abs. 4 verbietet es dem Arzt, hinsichtlich ärztlicher Entscheidungen Weisungen von Nichtärzten entgegenzunehmen[325]. Ausdrücklich ist in § 23 MBO normiert, dass „die Regeln dieser Berufsordnung [...] auch für Ärztinnen und Ärzte [gelten], welche ihre ärztliche Tätigkeit im Rahmen eines privatrechtlichen Arbeitsverhältnisses oder öffentlich-rechtlichen Dienstverhältnisses ausüben"[326], also auch für Angestellte oder Beamte[327,328]. Zudem dürfen nach Abs. 2 Ärzte in einem Beschäftigungsverhältnis „eine Vergütung für [ihre] ärztliche Tätigkeit nicht dahingehend vereinbaren, dass die

---

[322] Scholz, Karsten in: Spickhoff Medizinrecht, Beck'sche Kurzkommentare, 2. Auflage 2014, C.H. Beck, München; 350. (Muster)Berufsordnung § 2 Rn 5.
[323] Nunius, Volker: Die ärztliche Weiterbildung im Krankenhaus, Arzt-, Krankenhaus- und Gesundheitsrecht, Hrsg. von Gitter, W. und Heinze, M., Carl Heymanns Verlag KG, Köln, Berlin. Bonn, München, 1983, S. 151.
[324] Langner, Sören: Ärzte auf Zeit - Risiken und Nebenwirkungen, Vortrag auf dem 44. Berliner Krankenhausseminar, Berlin, 2010.
[325] (Muster-)Berufsordnung für die in Deutschland tätigen Ärztinnen und Ärzte, MBO-Ä 1997 in der Fassung der Beschlüsse des 114. Deutschen Ärztetages 2011, § 2 Abs. 1 und 4.
[326] (Muster-)Berufsordnung für die in Deutschland tätigen Ärztinnen und Ärzte, MBO-Ä 1997 in der Fassung der Beschlüsse des 114. Deutschen Ärztetages 2011, § 23 Abs. 1.
[327] Michalski, Lutz: Der Begriff des freien Berufs im Standes- und im Steuerrecht (Deutscher Ärzte-Verlag, Köln 1989), S. 115.
[328] Buchner, Raimar und Jäkel, Christian in: Stellpflug, Meier, Hildebrandt: Handbuch Medizinrecht, 31. Aktualisierung 2014, Verlag C.F. Müller, Heidelberg, München u.a.; Berufsrecht der Heilberufe, B 1000, Rn 59.

Vergütung die Ärztin oder den Arzt in der Unabhängigkeit ihrer oder seiner medizinischen Entscheidungen beeinträchtigt."[329]

Ob, wie von Lippert[330] geäußert, dass von den Merkmalen eines freien Berufs bei der überwiegenden Zahl der Ärzte nur mehr die Therapiefreiheit im engeren Sinn und damit wenig übrig bliebe, mag dahingestellt sein. Entscheidend ist, dass die ärztliche „Tätigkeit […] eigenbestimmt in sachl.-persönl. Weisungsfreiheit und eigenverantwortlich" erfolgt[331].

Fazit I: Krankenhäuser in Deutschland werden weniger und größer. Sie versorgen immer mehr stationäre Patienten in kürzerer Verweildauer.

Fazit II: Eine zunehmende Zahl hochqualifizierter Ärzte verbleibt nach der Facharztprüfung langfristig in der Klinik.

Fazit III: Das Weisungsrecht des Arbeitgebers ist durch gesetzliche Normen und andere rechtliche Regelungen begrenzt.

Fazit IV: Die Berufsausübung kann gesetzlich geregelt werden. Die Ärztekammern sind landes-gesetzlich ermächtigt, Berufsordnungen als Satzungen zu erlassen.

Fazit V: Auch für angestellte und beamtete Krankenhausärzte gelten die Normen der Berufsordnung.
Sie üben einen freien Beruf aus.

Fazit VI: Arbeitgeber oder Dienstherren angestellter und beamteter Ärzte sind mittelbar an die ärztliche Berufsordnung gebunden. Ihnen gegenüber sind Ärzte in medizinischen Entscheidungen weisungsunabhängig.

---

[329] (Muster-)Berufsordnung für die in Deutschland tätigen Ärztinnen und Ärzte, MBO-Ä 1997 in der Fassung der Beschlüsse des 114. Deutschen Ärztetages 2011; § 23 Abs. 2.
[330] Lippert, Hans-Dieter in: Ratzel/Lippert: Kommentar zur Musterberufsordnung der Deutschen Ärzte (MBO), 5. Auflage, Springer Heidelberg Dordrecht London New York 2010; § 1 Aufgaben der Ärztinnen und Ärzte, S. 35 Rn 8.
[331] Taupitz, Jochen: Die Standesordnungen Der freien Berufe - Geschichtliche Entwicklung, Funktionen, Stellung im Rechtssystem, S. 44.

7 Therapiefreiheit und Weisungsrecht zwischen Ärzten

7.1 Definition und Rechtsgrundlagen

Der Begriff der Therapie[332] wird im juristischen Sprachgebrauch weiter gefasst als im medizinischen[333]. Therapie bezeichnet in der Medizin die Behandlung als medikamentösen, verbalen oder technischen Eingriff im engeren Sinn. Sie steht im Gegensatz zur Diagnostik und folgt dieser nach. Juristisch bedeutet sie dagegen „die Gesamtheit von Maßnahmen zur Behandlung eines kranken oder verletzten Menschen durch einen Therapeuten, zumeist Arzt oder Ärztin[334]". In dieser Auslegung soll der Terminus im Folgenden verwendet werden.

Die Therapiefreiheit speist sich verfassungsrechtlich aus der Berufsfreiheit nach Art 12 Abs. 1 GG[335] und der Wissenschaftsfreiheit nach Art. 5 Abs. 3 GG[336], sodann aus der Bundesärzteordnung[337] und der ärztlichen Berufsordnung[338]. Die Therapiefreiheit ist der Kern der ärztlichen Berufsfreiheit. Sie umfasst „drei Elemente. Zum einen die Entscheidung darüber, ob überhaupt eine Behandlung stattfindet. Zum anderen kann kein Arzt zu einer seinem ärztlichen Gewissen widersprechenden

---

[332] altgriechisch: Θεραπεία (Therapeia): Dienst, Pflege, Heilung; Θεραπευτής (Therapeutes): Diener, Wärter, Pfleger, Wagengefährte.
[333] Bächtiger, Andreas: Der Therapiebegriff, Vortrag vom 12.10.2013 in Turku/ Finnland.
[334] Welti, Felix: Der sozialrechtliche Rahmen ärztlicher Therapiefreiheit. Vortrag am 6. Deutschen Medizinrechtstag der Stiftung Gesundheit: Die Verteidigung der Therapiefreiheit, Köln, 2005.
[335] GG Art. 12 Abs. 1: *Alle Deutschen haben das Recht, Beruf, Arbeitsplatz und Ausbildungsstätte frei zu wählen. Die Berufsausübung kann durch Gesetz oder auf Grund eines Gesetzes geregelt werden.*
[336] GG Art. 5 Abs. 3: *Kunst und Wissenschaft, Forschung und Lehre sind frei. Die Freiheit der Lehre entbindet nicht von der Treue zur Verfassung.*
[337] BÄO § 1 Abs. 2: *Der ärztliche Beruf ist kein Gewerbe; er ist seiner Natur nach ein freier Beruf.*
[338] MBO-Ä 1 § 1 Abs. 1 Satz 2 und 3: *Der ärztliche Beruf ist kein Gewerbe. Er ist seiner Natur nach ein freier Beruf.*

Behandlungsmethode oder zu einer bestimmten Arzneimitteltherapie gezwungen werden. Schließlich ist es Sache des Arztes, die ihm geeignet erscheinende Behandlungsmethode auszuwählen."[339,340] Damit ist die Therapiefreiheit ein Freiheits- und Abwehrrecht[341]. Sie ist jedoch nicht zu verwechseln mit der Kurierfreiheit[342] als Recht zur unbeschränkten Ausübung der Heilkunde[343,344].

Therapiefreiheit bedeutet nicht Therapiehoheit. Sie muss vielmehr den Erfordernissen der Fremdnützigkeit genügen[345]. Eine Grenze der Therapiefreiheit liegt im Selbstbestimmungsrecht des Patienten. Es „ist durch das Persönlichkeitsrecht in Verbindung mit dem Recht auf körperliche Unversehrtheit (Art. 1 und 2 GG) gewährleistet."[346] Der Θεραπευτής, der Wagengefährte, beherrscht den Wagenlenker nicht[347]; er schützt und begleitet ihn, und warnt ihn vor Gefahren[348]. Ebenso wird die Therapiefreiheit durch § 228 StGB[349] eingeschränkt, wenn trotz

---

[339] Zuck, Rüdiger: Der Standort der besonderen Therapierichtungen im deutschen Gesundheitswesen, Neue Juristische Wochenschrift, 1991, 2933–37.
[340] Laufs, Adolf in Laufs/Kern: Handbuch des Arztrechts, § 3 Die Freiheit des ärztlichen Berufs, Rn 14.
[341] Hoppe, J.-D., Seebohm, A., Rompf, T. in: Prütting, Dorothea (Hsrg.): Fachanwaltskommentar Medizinrecht, 3. Auflage 2014, Luchterhand Verlag; § 1 BÄO Der ärztliche Beruf, S. 196 Rn 28.
[342] Krieger, Gerd in: Rieger/Dahm/Katzenmeier/Steinhilper (Hrsg.): Heidelberger Kommentar Arztrecht Krankenhausrecht Medizinrecht - HK-AKM, Grundwerk mit 55. Ergänzungslieferung, C.F. Müller, Heidelberg, München u.a., August 2014; 760 Behandlungsfreiheit.
[343] Galt in Deutschland bis Inkrafttreten des HeilprG 1939.
[344] Rieger, Hans-Jürgen: Lexikon des Arztrechts, Verlag Walter de Gruyter, Berlin, New York, 1984; S. 511 Rn 1128.
[345] Laufs, Adolf in: Festschrift für Erwin Deutsch, Carl Heymanns Verlag, Köln, München u.a., 1999; Zur Freiheit des Arztberufs, S. 626.
[346] BSG 14 a RKa 7/92, Urteil vom 8. 9. 1993: *Kunststofffüllung statt Amalgam – Richtlinien des Bundesausschusses,* NZS 1994, 125, 127 - Beck-Online.
[347] Steiger, Ruedi: Kompetente Hilfe und Orientierung im Therapiedschungel, www.therapiedschungel.ch, 2015; siehe auch Fußnote [332].
[348] vgl. Homer: Ilias 15. - 19. Gesang, DigBib.Org - Die freie digitale Bibliothek.
[349] § 228 StGB: *Wer eine Körperverletzung mit Einwilligung der verletzten Person vornimmt, handelt nur dann rechtswidrig, wenn die Tat trotz der Einwilligung gegen die guten Sitten verstößt.*

Einwilligung des Patienten der Eingriff mangels Erfolgschancen gegen die guten Sitten verstößt[350]. Die Betrachtung im Rahmen dieser Arbeit will diese Aspekte aber nicht vertiefen. Der Fokus soll vielmehr auf Limitierungen der ärztlichen Therapiefreiheit durch die Medizin selbst gerichtet sein.

7.2 Medizinische Standards als Korrelat der erforderlichen Sorgfalt

Nach Laufs müssen drei Grundvoraussetzungen vorliegen, damit das ärztliche Handeln „beruflich legitim sein und vor dem Recht bestehen soll"[351]: Das Vorliegen einer Indikation zu einer Maßnahme, die Einwilligung des Patienten oder seines Vertreters dazu sowie die fachgerechte und sorgfältige Durchführung. Nicht nur hier, sondern bereits bei Indikationsstellung und Aufklärung, die nach § 630d Abs. 2 BGB[352] Voraussetzung für die Wirksamkeit der Einwilligung ist, haben medizinische Standards gewahrt zu bleiben. Der medizinische Standard ist somit die umgreifende Klammer für die Heilbehandlung. Er schützt den einzelnen Patienten vor Behandlungsfehlern. Und bildet dadurch die Basis für Vertrauen im konkreten Arzt-Patienten-Verhältnis und in den ärztlichen Berufsstand im Allgemeinen. Die Einhaltung medizinischer Standards ist individual- und gemeinnützig. Sie rekurriert damit auf entsprechende

---

[350] Dahm, Franz-Josef in: Rieger/Dahm/Katzenmeier/Steinhilper (Hrsg.): Heidelberger Kommentar Arztrecht Krankenhausrecht Medizinrecht - HK-AKM, Grundwerk mit 55. Ergänzungslieferung, C.F. Müller, Heidelberg, München u.a., August 2014; 5090 Therapiefreiheit.
[351] Laufs, Adolf in Laufs, Kern: Handbuch des Arztrechts, § 6 Die Elemente der Rechtfertigung ärztlichen Handelns, Rn 1 und 2.
[352] BGB § 630d Abs. 2: *Die Wirksamkeit der Einwilligung setzt voraus, dass der Patient oder im Fall des Absatzes 1 Satz 2 der zur Einwilligung Berechtigte vor der Einwilligung nach Maßgabe von § 630e Absatz 1 bis 4 aufgeklärt worden ist.*

berufsrechtliche Normen in BÄO und MBO ebenso wie auf die Ideale der freien Berufe[353].

Der Behandlungsvertrag bindet den Arzt nach § 630a Abs. 2 BGB, die Behandlung grundsätzlich nach den aktuellen allgemein anerkannten fachlichen Standards zu erbringen[354]. Dem entspricht die Vorschrift gemäß § 11 Abs. 1 MBO, wonach mit Übernahme der Behandlung sich der Arzt dem Patienten gegenüber zur gewissenhaften Versorgung mit geeigneten Untersuchungs- und Behandlungsmethoden verpflichtet[355,356]. Nach Ratzel ist diese Norm „die berufsrechtliche Ausformung des zivilrechtlichen Grundsatzes in § 276 BGB[357], wonach der Arzt bei der Behandlung seiner Patienten die im Verkehr erforderliche Sorgfalt zu beachten hat. Unter dieser beruflich gebotenen Sorgfalt ist nicht nur die übliche Sorgfalt zu verstehen, sondern die berufsspezifischen Sorgfaltspflichten. Diese orientieren sich an dem jeweiligen, dem behandelnden Arzt bei zumutbarer Anstrengung zugänglichen und verfügbaren Stand der medizinischen Wissenschaft."[358,359] So auch der BGH in einer Entscheidung zur ärztlichen Aufklärungspflicht: „Der Arzt schuldet seinem

---

[353] Quaas, Michael in: Clemens/Quaas/Zuck: Medizinrecht, Öffentliches Medizinrecht – Pflegeversicherungsrecht – Arzthaftpflichtrecht – Arztstrafrecht, 3. Auflage 2014, C.H. Beck München; 1. Abschnitt: Die Ärzte (Allgemein), § 13 Grundzüge des ärztlichen Berufsrechts, Rn 9.
[354] BGB § 630a Abs. 2: *Die Behandlung hat nach den zum Zeitpunkt der Behandlung bestehenden, allgemein anerkannten fachlichen Standards zu erfolgen, soweit nicht etwas anderes vereinbart ist.*
[355] (Muster-)Berufsordnung für die in Deutschland tätigen Ärztinnen und Ärzte, MBO-Ä 1997 in der Fassung der Beschlüsse des 114. Deutschen Ärztetages 2011.
[356] Rehborn, Martin in: Prütting, Dorothea (Hsrg): Fachanwaltskommentar Medizinrecht, 3. Auflage 2014, Luchterhand Verlag 2014; § 1 MBOÄ Aufgaben der Ärztinnen und Ärzte, S. 1549 Rn 5g.
[357] BGB § 276 Abs. 2: *Fahrlässig handelt, wer die im Verkehr erforderliche Sorgfalt außer Acht lässt.*
[358] Ratzel, Rudolf in: Ratzel/Lippert: Kommentar zur Musterberufsordnung der deutschen Ärzte (MBO), 5. Auflage, 2010, Springer Heidelberg Dordrecht London New York; S. 170 Rn 2.
[359] Vgl. dazu BGH VI ZR 189/93, Urteil vom 29.11.1994 (Oldenburg): *Keine Festlegung des medizinischen Standards ohne Sachverständigengrundlage*, NJW 1995, 776, 777.

Patienten neben einer sorgfältigen Diagnose die Anwendung einer Therapie, die dem jeweiligen Stand der Medizin entspricht."[360]

Diese Standards als Maß für die objektiven Sorgfaltsanforderungen zu korrekter Indikationsstellung, Aufklärung und Ausführung der Behandlung begrenzen die Therapiefreiheit[361]. Sie sind nicht eindeutig normiert, sondern sollen den Stand der medizinischen Wissenschaft unter Berücksichtigung der medizinischen Ethik reflektieren. Eine bunte Mischung aus Forschungsergebnissen, Expertenwissen und Lehrmeinungen, publiziert in Originalpublikationen, Übersichtsartikeln und Vorträgen, oder unterrichtet im Hörsaal und am Krankenbett stellt die Vielfalt dar, aus der sich medizinisches Wissen speist. Nicht zu vernachlässigen ist auch, bei aller Gefahr der Subjektivität, die empirische Komponente, also die Summe der Erfahrungen aus eigenen Erfolgen und Fehlern. Medizinische Standards sind dynamisch[362]. Der Fortschritt der wissenschaftlichen Erkenntnisse verändert sie fortwährend, so dass überholte Methoden niemals Standard sein können.[363] Es gibt keine Rechtsverordnungen oder Ausführungsbestimmungen zu ärztlichen Behandlungen. Leitlinien der medizinischen Fachgesellschaften[364] haben Gewicht im Entscheidungsprozess, aber keine Rechtsverbindlichkeit[365].

---

[360] BGH VI ZR 238/86, Urteil vom 22.09.1987 (Karlsruhe): *Ärztliche Aufklärungspflicht über Behandlungsalternativen*, NJW 1988, 763.
[361] Laufs, Adolf in: Festschrift für Erwin Deutsch, Carl Heymanns Verlag, Köln, München u.a., 1999; Zur Freiheit des Arztberufs, S. 626.
[362] Carstensen, Gert in: Schriftenreihe Medizinrecht: Die Budgetierung des Gesundheitswesens - Wo bleibt der medizinische Standard? Springer-Verlag Berlin Heidelberg New York 1997; Die Bildung von Standards in der Medizin, S. 11.
[363] Deutsch, Erwin und Spickhoff, Andreas: Medizinrecht - Arztrecht, Arzneimittelrecht, Medizinprodukterecht und Transfusionsrecht, Springer Heidelberg Dordrecht London New York, 7. Auflage 2014; S. 15 Rn 16.
[364] AWMF Arbeitsgemeinschaft der Wissenschaftlichen Medizinischen Fachgesellschaften e.V.: Aktuelle Leitlinien.
[365] Deutsch, Erwin und Spickhoff, Andreas: Medizinrecht - Arztrecht, Arzneimittelrecht, Medizinprodukterecht und Transfusionsrecht, Springer Heidelberg Dordrecht London New York, 7. Auflage, 2014; S. 232 ff, Rn 363 ff.

„Sie können [...] nicht unbesehen als Maßstab für den Standard übernommen werden."[366] „Allein aus der Aufnahme einer Behandlungsregel in eine Leitlinie ergibt sich noch nicht, dass eine Behandlungsmaßnahme zu den elementaren medizinischen Standards gehört und ein Unterlassen medizinisch schlechterdings unverständlich ist."[367] In einer Entscheidung aus dem Jahr 2014 bekräftigte der BGH diese rechtliche Einordnung von Leitlinien[368,369]. Es ist auch gar nicht möglich, der Individualität des Patienten durch allgemeine Vorgaben zur Therapie gerecht zu werden[370]. Die vom Gemeinsamen Bundesausschuss erlassenen Richtlinien[371] als untergesetzliche Norm im Rahmen des SGB V binden zwar den Arzt bei der Versorgung sozialrechtlich und bilden wegen des hohen Anteils sozialversicherter Menschen in realiter eine gewisse Beschränkung der Therapiefreiheit. Nicht jedoch formal, weil es sich hier nur um Limitierungen der Kassenleistungen handelt, und nicht um ein Verbot, bestimmte Behandlungsformen anzuwenden[372].

Der Inhalt der im Verkehr erforderlichen Sorgfalt wird auf der Ebene des Tatbestands im Zivil- wie im Strafrecht nach objektiv-typisierenden Maßstäben bemessen[373]. Dennoch bleibt der medizinische Standard zu

---

[366] BGH VI ZR 57/07: Beschluss vom 28.03.2008: *Anhörungsrüge; Behandlungsfehler; Operation; Sachverständigengutachten,* BeckRS 2008, 07852.
[367] OLG Stuttgart 14 U 62/2000, Urteil vom 22. 2. 2001: *Kontrolle der Thrombozytenzahl nach Gabe von Heparin,* NJOZ 2002, 1973, 1978.
[368] BGH VI ZR 382/12, Urteil vom 15.04.2014: *Handlungsanweisungen in Leitlinien ärztlicher Fachgremien und medizinischer Standard,* NJW-RR 2014, 1053.
[369] Nölling, Torsten: Es bleibt dabei: Leitlinien sind nicht rechtlich verbindlich, GMS Mitteilungen aus der AWMF, Heft 11 vom 10.10.2014, Dokument 6.
[370] Janssens, Uwe e.a.: Therapiezieländerung und Therapiebegrenzung in der Intensivmedizin, Positionspapier der Sektion Ethik der DIVI, Stand 2012.
[371] GBA - Gemeinsamer Bundesausschuss: Richtlinien und Regelungen des Gemeinsamen Bundesausschusses.
[372] Welti, Felix: Der sozialrechtliche Rahmen ärztlicher Therapiefreiheit. Vortrag am 6. Deutschen Medizinrechtstag der Stiftung Gesundheit: Die Verteidigung der Therapiefreiheit, Köln, 2005.
[373] Ulsenheimer, Klaus: Arztstrafrecht in der Praxis, 5. Auflage 2015, C. F. Müller Verlag, Heidelberg, München u.a.; S. 23, Rn 55.

diffus, als dass er als Tatbestandmerkmal festgemacht werden könnte[374]. Nicht nur, weil er sich in fortwährender Entwicklung befindet, sondern auch wegen schwieriger Grenzziehungen. Unstrittig ist zwar, dass die Therapiefreiheit dort endet, „wo die Überlegenheit eines anderen Verfahrens allgemein anerkannt ist"[375]. Gleichwohl müssen Heilversuche als Methoden außerhalb des bisherigen Standards erlaubt bleiben, wenn nach sorgfältiger Abwägung sonst nicht zu erreichende Therapieerfolge unter vertretbaren Risiken zu erwarten sind[376]. Mehr noch ins Gewicht fallen Differenzierungen des Sorgfaltsmaßstabs, die sich auf die Umstände ärztlichen Handelns beziehen. So werden beim Notfall andere Standards zu setzen sein als in elektiven Situationen. Auch führen die logistischen Möglichkeiten einer Allgemeinarztpraxis zu anderen Standarderwartungen als jene einer Krankenhausnotaufnahme. Entsprechendes gilt für Kliniken verschiedener Versorgungsstufen. Dabei relativiert der BGH am Beispiel der Versorgung eines Polytraumas in einem Kreiskrankenhaus die Objektivität des Standards ein wenig, wonach personelle, räumliche und apparative Behandlungsbedingungen zu berücksichtigen sind[377]. So sehr die Sorgfaltspflichten an den faktisch erreichbaren Gegebenheiten auszurichten sind, muss jedoch stets „ein zwar nicht optimaler, aber noch ausreichender medizinischer Standard erreicht werden [...]"[378]. Andererseits verfügt ein Arzt „über den zu

---

[374] Jungbecker, Rolf in: Schriftenreihe Medizinrecht: Die Budgetierung des Gesundheitswesens - Wo bleibt der medizinische Standard? Der Medizinische Standard als Rechtsbegriff, S. 5.
[375] Kern, Bernd-Rüdiger: Behandlungsfehler in: Der Arzt und sein Recht, 1995, Heft 6, S. 3 - 14, zitiert von Ulsenheimer: Arztstrafrecht in der Praxis, S. 39.
[376] Ulsenheimer, Klaus: Arztstrafrecht in der Praxis, 5. Auflage 2015, C. F. Müller Verlag, Heidelberg, München u.a., S. 40, Rn 88.
[377] BGH VI ZR 201/87, Urteil vom 08-03-1988 (Stuttgart): *Voraussetzungen für Annahme eines groben Behandlungsfehlers*, NJW 1988, 1511.
[378] BGH VI ZR 67/93, Urteil vom 14.12.1993 (Frankfurt a. M.): *Medizinischer Sachverständiger im Arzthaftungsprozeß*, NJW 1994, 1596.

fordernden Standard hinaus über medizinische Spezialkenntnisse, dann hat er sie auch zugunsten seines Patienten einzusetzen."[379,380]

Fazit I:	Krankenhäuser in Deutschland werden weniger und größer. Sie versorgen immer mehr stationäre Patienten in kürzerer Verweildauer.
Fazit II:	Eine zunehmende Zahl hochqualifizierter Ärzte verbleibt nach der Facharztprüfung langfristig in der Klinik.
Fazit III:	Das Weisungsrecht des Arbeitgebers ist durch gesetzliche Normen und andere rechtliche Regelungen begrenzt.
Fazit IV:	Die Berufsausübung kann gesetzlich geregelt werden. Die Ärztekammern sind landesgesetzlich ermächtigt, Berufsordnungen als Satzungen zu erlassen.
Fazit V:	Auch für angestellte und beamtete Krankenhausärzte gelten die Normen der Berufsordnung. Sie üben einen freien Beruf aus.
Fazit VI:	Arbeitgeber oder Dienstherren angestellter und beamteter Ärzte sind mittelbar an die ärztliche Berufsordnung gebunden. Ihnen gegenüber sind Ärzte in medizinischen Entscheidungen weisungsunabhängig.
Fazit VII:	Medizinische Standards dienen zur Wahrung der erforderlichen Sorgfalt.

7.3 Facharztstandard als Voraussetzung für die Therapiefreiheit

Mit dem erfolgreichen Abschluss der Weiterbildung zum Facharzt erlangt der Arzt den „Nachweis für erworbene Kompetenz. Sie dient der Qualitätssicherung der Patientenversorgung und der Bürger-

---

[379] BGH VI ZR 68/86, Urteil vom 10.02.1987 (Oldenburg): *Einsatz medizinischer Spezialkenntnisse zugunsten des Patienten,* NJW 1987, 1479.
[380] Deutsch, Erwin: Anmerkung zu BGH VI ZR 68/86: *Einsatz medizinischer Spezialkenntnisse zugunsten des Patienten,* NJW 1987, 1479, 1481.

orientierung."[381] Auch wenn in der aktuellen Musterweiterbildungsordnung nicht mehr wörtlich so formuliert, wird mit der Facharztanerkennung der Erwerb eingehender Kenntnisse, Erfahrungen und Fertigkeiten im jeweiligen Fachgebiet bescheinigt[382]. Die institutionell verfasste Ärzteschaft in Form der Ärztekammern beglaubigt mit der Weiterbildungsurkunde dem einzelnen Arzt, aber auch gegenüber der Gesellschaft und damit den individuellen Patienten, dass er in der Lage ist, seine Tätigkeit eigenverantwortlich nach dem medizinischen Standard vorzunehmen. Der BGH hat in mehreren Entscheidungen bekräftigt, dass der „Patient [...] nämlich, wie der Senat in anderem Zusammenhang[383] schon ausgesprochen hat, aus der Übernahme seiner Behandlung durch das Krankenhaus einen Anspruch auf eine ärztliche Behandlung [hat], die dem Standard eines erfahrenen Facharztes entspricht."[384,385] Der Maßstab für die erforderliche Sorgfalt ist ein objektiver. Er richtet sich nach den im jeweiligen Fachgebiet vorausgesetzten und zu erwartenden Kenntnisse und Fähigkeiten, „während die dahinter zurückbleibenden persönlichen Möglichkeiten des einzelnen Berufsangehörigen außer Betracht bleiben."[386] In konsequenter Weiterführung der bisherigen Rechtsprechung bekräftigt der BGH fast ein Vierteljahrhundert später mit einem Urteil aus dem Jahr 2000 diesen Standpunkt, „da nämlich der Arzt dem Patienten eine Behandlung nach dem jeweils zu fordernden medizinischen Standard

---

[381] (Muster-)Weiterbildungsordnung 2003 in der Fassung vom 28.06.2013, S. 6.
[382] Hespeler, Ulrike in: Rieger/Dahm/Katzenmeier/Steinhilper (Hrsg.): Heidelberger Kommentar Arztrecht Krankenhausrecht Medizinrecht - HK-AKM, Grundwerk mit 55. Ergänzungslieferung, C.F. Müller, Heidelberg, München u.a., August 2014; 1710 Facharztbezeichnung.
[383] BGH VI ZR 230/81, Urteil vom 27.09.1983 (Köln): *Rechtsproblematik der sogenannten Anfängeroperation,* NJW 1984, 655.
[384] BGH VI ZR 68/86, Urteil vom 10.02.1987 (Oldenburg): *Einsatz medizinischer Spezialkenntnisse zugunsten des Patienten,* NJW 1987, 1479, 1480.
[385] vgl. dazu auch BGH VI ZR 341/94, Urteil vom 21.11.1995 (Koblenz): *Sicherung der Behandlungsunterlagen durch Krankenhausträger,* NJW 1996, 779, 780.
[386] Wienke, Albrecht: Der Facharztstandard im Spiegel der Rechtsprechung, Der Urologe, Band 42, Nr. 6 vom Dezember 2002, S. 530 - 531.

schuldet, muss er grundsätzlich diejenigen Maßnahmen ergreifen, die von einem gewissenhaften und aufmerksamen Arzt aus berufsfachlicher Sicht seines Fachbereichs vorausgesetzt und erwartet werden".[387] So sehr im Einzelnen der Facharztstandard geringe Relativierungen erfährt, bleibt er doch nach höchstrichterlicher Rechtsprechung das entscheidende Maß für die vom behandelnden Arzt zu fordernde Sorgfalt.

Wenn nun festzustellen ist, dass der Facharztstandard den Rahmen für die Therapiefreiheit bildet, und man sich die in Punkt 3.1 genannten etablierten Hierarchiestufen vor Augen führt, fällt die herausragende Stellung des Facharztes auf. Diese ist die einzige Stufe, die durch ein Zeugnis der Ärztekammer erreichbar ist, also einer formalen Qualifikation der ärztlichen Selbstverwaltungsorgane. Alle anderen Hierarchieebenen betreffen auf der Basis tarif- oder privatvertraglicher Regelungen nur die interne Krankenhausorganisation. Die Erlangung der Facharztreife stellt somit die Zäsur im ärztlichen Berufsleben dar.

Im Folgenden wird zu prüfen sein, wie sich diese Tatsache auf die Therapiefreiheit von Ärzten vor und nach Überschreiten dieser Schwelle auswirkt.

---

[387] BGH VI ZR 321/98, Urteil vom 16. 05. 2000 (München): *Grob fehlerhaftes ärztliches Vorgehen bei Entbindung*, NJW 2000, 2737, 2740.

Fazit I:	Krankenhäuser in Deutschland werden weniger und größer. Sie versorgen immer mehr stationäre Patienten in kürzerer Verweildauer.
Fazit II:	Eine zunehmende Zahl hochqualifizierter Ärzte verbleibt nach der Facharztprüfung langfristig in der Klinik.
Fazit III:	Das Weisungsrecht des Arbeitgebers ist durch gesetzliche Normen und andere rechtliche Regelungen begrenzt.
Fazit IV:	Die Berufsausübung kann gesetzlich geregelt werden. Die Ärztekammern sind landesgesetzlich ermächtigt, Berufsordnungen als Satzungen zu erlassen.
Fazit V:	Auch für angestellte und beamtete Krankenhausärzte gelten die Normen der Berufsordnung. Sie üben einen freien Beruf aus.
Fazit VI:	Arbeitgeber oder Dienstherren angestellter und beamteter Ärzte sind mittelbar an die ärztliche Berufsordnung gebunden. Ihnen gegenüber sind Ärzte in medizinischen Entscheidungen weisungsunabhängig.
Fazit VII:	Medizinische Standards dienen zur Wahrung der erforderlichen Sorgfalt.
Fazit VIII:	Voraussetzung für die Therapiefreiheit ist die Einhaltung des Facharztstandards.

7.4 Die relative Therapiefreiheit bei Ärzten in Weiterbildung

Die Antinomie von Therapiefreiheit und Weisungsgebundenheit lässt sich am Beispiel dieser Gruppe paradigmatisch darstellen. Die These einer vollständigen Therapiefreiheit des Arztes als solchem, unabhängig von seiner beruflichen Stellung, steht jener der fehlenden Therapiefreiheit in Ermangelung der Facharztqualifikation gegenüber. Zu berücksichtigen ist dabei die Entwicklung vom jungen Berufsanfänger hin zum dienstälteren Assistenten, der sich auf die Facharztprüfung vorbereitet. So wird zu Beginn einer Tätigkeit in einem Fachgebiet der Arzt ausgiebiger Supervision bedürfen, damit mit Unterstützung eines Facharztes, der auch Ober- oder Chefarzt sein kann, der erforderliche Facharztstandard gehalten werden kann. Dies impliziert aber auch eine Weisungsbefugnis in medizinischen Fragen durch die betreuenden Ärzte[388]. Mit zunehmender Berufserfahrung ist dem Arzt vermehrter Spielraum für eigene Entscheidungen zu lassen, was zum Erreichen des Weiterbildungsziels auch erforderlich ist[389]. „Um die praktische Ausbildung des Nachwuchses zu ermöglichen, muß der Erstlingseingriff zulässig sein."[390] Der BGH hat in zwei Entscheidungen zu operativen Eingriffen durch Berufsanfänger die Notwendigkeit deren praktischer Ausbildung am OP-Tisch nicht in Frage gestellt, jedoch verlangt, „daß ein solcher junger Arzt nur unter unmittelbarer Aufsicht eines erfahrenen Chirurgen eingesetzt werden darf, der jeden Operationsschritt beobachtend verfolgt und jederzeit korrigierend einzugreifen vermag. Immer muß nämlich der Standard eines erfahrenen Chirurgen gewährleistet sein. Aus diesem Grunde muß immer ein Facharzt dem Berufsanfänger bei chirurgischen Eingriffen assistieren. Nur ein Facharzt kann die Gewähr übernehmen, daß der in der Ausbildung befindliche Arzt richtig angeleitet und überwacht wird, und nur er hat die erforderliche Autorität gegenüber einem Berufsanfänger, um erforderlichenfalls eingreifen zu können."[391] Schon zuvor hat der BGH im sogenannten Anfänger-OP-Urteil festgestellt, dass „immer […] der Standard eines erfahrenen Chirurgen gewährleistet sein [muss]. Solange irgendwelche Zweifel an dem erforderlichen Ausbildungsstand des Anfängers bestehen, muß die Operation von einem Facharzt, der stets

---

[388] Peschek, S. und Menzel, K.-D.: Weiterbildung: Vorgaben kennen, Probleme vermeiden - Ärztekammer Nordrhein, Rheinisches Ärzteblatt, 27.09.2010.
[389] Steffen, Erich und Pauge, Burkhard: Arzthaftungsrecht - Neue Entwicklungslinien der BGH-Rechtsprechung, RWS-Skript 137, 11. Auflage 2010, RWS Verlag Kommunikationsforum GmbH, Köln; S. 116 ff, Rn 284 ff.
[390] Deutsch, Erwin: Die Anfängeroperation: Aufklärung, Organisation, Haftung und Beweislastumkehr, NJW 1984, 650 - 651.
[391] BGH VI ZR 64/91, Urteil vom 10.03.1992 (Koblenz): *Darlegungs- und Beweislast bei Anfängeroperation ohne ausreichende fachärztliche Überwachung,* NJW 1992, 1560.

anwesend ist, überwacht werden."[392] Das gilt nicht nur für operative Eingriffe, sondern entsprechend auch für konservative Behandlungen[393].

Sehr differenziert seziert Nunius[394] die Problematik des Weisungsrechts gegenüber Assistenzärzten. Dabei unterscheidet er die ärztliche Arbeit am Patienten von der Weiterbildung. Der weiterzubildende Arzt stünde in zwei Rechtsverhältnissen. Einem Dienstverhältnis[395] gegenüber dem Krankenhausträger, in dem er nach § 1 Abs. 2 BÄO Weisungsfreiheit, auch gegenüber vorgesetzten Ärzten genieße. Und einem Weiterbildungsverhältnis auf der Basis des jeweiligen Heilberufe(kammer)gesetzes, auf welches § 1 Abs. 2 BÄO nicht anwendbar sei, und der Weiterbilder daher „nur die Rahmen der Weiterbildung erforderlichen Weisungen erteilen" dürfe. Es mag dahingestellt sein, ob es einer derartigen Aufgliederung bedarf, wenn die Gewährleistung des Facharztstandards die Therapiefreiheit legitimiert[396].

Es liegt in der Natur der Weiterbildungssituation, dass einem Assistenzarzt von seinen Vorgesetzten medizinische Aufgaben übertragen werden[397]. Dabei ist die Weisungs- nicht mit der Weiterbildungsbefugnis gleichzusetzen, da auch Ärzte ohne formale Befugnis nach der

---

[392] BGH VI ZR 230/81, Urteil vom 27.09.1983 (Köln): Rechtsproblematik der sogenannten Anfängeroperation, NJW 1984, 655.
[393] BGH VI ZR 246/86, Urteil vom 26.04.1988 (Koblenz): *Pflichten einer ärztlichen Berufsanfängerin,* NJW 1988, 2298.
[394] Nunius, Volker: Die ärztliche Weiterbildung im Krankenhaus, Arzt-, Krankenhaus- und Gesundheitsrecht, Hrsg. von Gitter, W. und Heinze, M., Carl Heymanns Verlag KG, Köln, Berlin, Bonn, München, 1983; S. 142 ff.
[395] Quaas, Michael in: Quaas/Zuck/Clemens: Medizinrecht. Öffentliches Medizinrecht – Pflegeversicherungsrecht – Arzthaftpflichtrecht – Arztstrafrecht, 3. Auflage; 1. Abschnitt: Die Ärzte (Allgemein); § 16 Rn 7: Arbeitsvertrag als Unterfall eines Dienstvertrags nach § 611 BGB.
[396] Schelling, Phillip in: Spickhoff Medizinrecht, Beck'sche Kurzkommentare, 2. Auflage 2014, C.H. Beck, München; 50. Bundesärzteordnung § 1 Rn 6.
[397] Lippert, Hans-Dieter in: Ratzel/Lippert: Kommentar zur Musterberufsordnung der deutschen Ärzte (MBO), 5. Auflage 2010, Springer Heidelberg Dordrecht London New York; § 2 Allgemeine Ärztliche Berufspflichten, S. 47 Rn 19.

Weiterbildungsordnung[398] Assistenzärzte verantwortlich anleiten. „Der Assistenzarzt, der von dem ihn ausbildenden Facharzt angewiesen wird, eine bestimmte Behandlungsmethode durchzuführen, hat dieser Anweisung in der Regel Folge zu leisten und darf sich grundsätzlich auf die Richtigkeit der von dem Facharzt getroffenen Entscheidung verlassen"[399], ebenso wie auf die korrekte Erhebung vorangegangener Befunde[400]. Jedoch muss er Zweifel gegenüber dem vorgesetzten Arzt anmelden, wenn er Bedenken wegen Indikation und Risiken der angeordneten Maßnahmen hat[401]. Wenn der Assistent, was im Klinikalltag regelmäßig der Fall ist, vom behandlungsführenden Arzt beauftragt wird, die Aufklärung zu Eingriffen vorzunehmen, obliegt ihm die Pflicht, seinen Kenntnissen gemäß sich ein eigenes Urteil über die vorgesehene Therapie zu treffen[402]. Denn auch als nur aufklärender Arzt haftet er „aufgrund Garantenstellung aus der übernommenen Behandlungsaufgabe für Aufklärungsversäumnisse"[403] in dem Maß, wie er in Abhängigkeit von seinem Weiterbildungsstand die Tragweite des geplanten Eingriffs überblicken kann. Wenn er sich der Übernahme einer Behandlung nicht gewachsen sieht, ist er gleichfalls verpflichtet, sich um Unterstützung durch erfahrene Ärzte zu bemühen und gegebenenfalls von der Vornahme

---

[398] (Muster-)Weiterbildungsordnung 2003 in der Fassung vom 28.06.2013, § 5.
[399] OLG Düsseldorf 8 U 41/02, Urteil vom 13.02.2003: *Konservative Versorgung, Schmerzensgeld, Behandlungsfehler, Methodenwahl, Fraktur, Arzt, Therapie, Assistenzarzt, Eigene Verantwortung, Aufklärung, Behandlungsalternativen, Bruch*, BeckRS 2004, 05391.
[400] OLG Düsseldorf 8 U 55/89, Urteil vom 21.03.1991: *Anforderungen an Sorgfaltspflichten eines Assistenzarztes*, NJW 1991, 2968.
[401] Steffen, Erich und Pauge, Burkhard: Arzthaftungsrecht - Neue Entwicklungslinien der BGH-Rechtsprechung, RWS-Skript 137, 11. Auflage 2010, RWS Verlag Kommunikationsforum GmbH, Köln; S. 105 Rn 260.
[402] Steffen, Erich: Formen der Arzthaftung in interdisziplinär tätigen Gesundheitseinrichtungen, Medizinrecht MedR, 2006, Heft 2, 75 - 80, S. 76.
[403] OLG Karlsruhe 13 U 42–96, Urteil vom 19.03.1997: *Haftung des operierenden Arztes für unvollständige Risikoaufklärung durch Stationsarzt*, NJW-RR 1998, 459.

des Eingriffs abzusehen[404]. Ansonsten droht der Vorwurf eines Übernahmeverschuldens[405]. Anweisungen von Ober- oder Chefarzt zur Übernahme medizinischer Tätigkeiten, die ihn überfordern, darf er nicht befolgen[406], selbst wenn dieses Verhalten zu beruflichen Nachteilen führt[407]. Gleiches gilt für Maßnahmen, die er nicht mit seinem Gewissen für vereinbar hält. Das ergibt sich aus § 2 Abs. 1 Satz 2 MBO, wonach Ärzte keine Anweisungen beachten dürfen, deren Befolgung sie nicht verantworten können[408]. Für beamtete Ärzte greift zudem die Remonstrationspflicht nach dem Beamtenrecht[409,410]. Vor einer Kündigung ist der Arzt dagegen weitgehend geschützt, wenn er „sich bei seinem Arbeitgeber wiederholt und vergeblich um die Beseitigung bestehender Mängel bemüht hat, bei einem dadurch hervorgerufenen Interessenkonflikt zwischen seiner sich aus dem Arbeitsvertrag ergebenden Treuepflicht gegenüber dem Arbeitgeber einerseits und dem Wohl und der Gesundheit der ihm anvertrauten Patienten andererseits, entsprechend seiner ärztlichen Verantwortung zugunsten seiner Patienten entscheidet. Der Sicherheit, dem Wohl und der Gesundheit der Patienten kommt absoluter Vorrang zu."[411]

---

[404] BGH VI ZR 64/91, Urteil vom 10.03.1992 (Koblenz): *Darlegungs- und Beweislast bei Anfängeroperation ohne ausreichende fachärztliche Überwachung*, NJW 1992, 1560.
[405] Ulsenheimer, Klaus: Arztstrafrecht in der Praxis, 5. Auflage 2015 (C. F. Müller Verlag, Heidelberg, München u.a.), S. 45, Rn 95.
[406] Zimmerling, Wolfgang in: Weth/Thomae/Reichold: Arbeitsrecht im Krankenhaus, 2., neu bearbeitete Auflage 2011, Verlag Dr. Otto Schmidt, Köln; Der ärztliche Dienst, S 505, Rn 23.
[407] BGH VI ZR 230/81, Urteil vom 27.09.1983 (Köln): *Anfänger-OP*, NJW 1984, 655, 657.
[408] Scholz, Karsten in: Spickhoff Medizinrecht, Beck'sche Kurzkommentare, 2. Auflage 2014, C.H. Beck, München; 350. (Muster)Berufsordnung § 2 Rn 5.
[409] BeamtStG Beamtenstatusgesetz vom 17. Juni 2008 (BGBl. I S. 1010), geändert durch Artikel 15 Absatz 16 des Gesetzes vom 05.02.2009 (BGBl. I S. 160) § 36 Verantwortung für die Rechtmäßigkeit, Abs. 2.
[410] Rux, Johannes: Das Remonstrationsrecht. Eine Tradition des liberalen Rechtsstaats?, Beamte Heute, März 1992, S. 10 - 14.
[411] LAG BW 8 Sa 118/72: *Bemühen um Patientensicherheit kein Kündigungsgrund*, FHOeffR 25 Nr. 9033.

Die Norm, dass, „sofern Weisungsbefugnis von Ärzten gegenüber Ärzten besteht, [...] die Empfänger dieser Weisungen dadurch nicht von ihrer ärztlichen Verantwortung entbunden"[412] sind, verschwand zwar aus der MBO, besteht aber weiter als Abweichung von der MBO in den Berufsordnungen einzelner Landesärztekammern fort. Das Recht von Ärzten, nachgeordneten Kollegen Anordnungen zu geben, wird nicht negiert, steht aber unter dem Vorbehalt der Berufsordnung[413].

Die Weisungsbefugnis vorgesetzter Ärzte gegenüber Weiterbildungsassistenten ist also gerechtfertigt zur Einhaltung des Facharztstandards. Sie bleibt bis zur erfolgreich absolvierten Facharztprüfung bestehen, ist aber eine Funktion der Qualifikation über die Zeit und nimmt mit zunehmender Fachkompetenz des Assistenzarztes hyperbelartig ab. Ob darüber hinaus noch weitere Gründe für eine Einschränkung der Therapiefreiheit bestehen, die nicht notwendigerweise an den Status des sich in Weiterbildung befindlichen Arztes gebunden sind, wird nun zu prüfen sein.

---

[412] Bayerische Landesärztekammer, Berufsordnung § 23 Abs. 2. Exemplarisch ebenso in weiteren Berufsordnungen: § 24 Abs. 1 Satz 3 der Ärztekammer Hamburg und in § 13 Abs. 4 der Zahnärztekammer Berlin.
[413] Wenig überzeugend die gegenteilige Ansicht: Andreas, M., Debong, B., Bruns, W.: Handbuch Arztrecht in der Praxis, Nomos, Baden-Baden, 2001; S. 135, Rn 291f.

Fazit I:	Krankenhäuser in Deutschland werden weniger und größer. Sie versorgen immer mehr stationäre Patienten in kürzerer Verweildauer.
Fazit II:	Eine zunehmende Zahl hochqualifizierter Ärzte verbleibt nach der Facharztprüfung langfristig in der Klinik.
Fazit III:	Das Weisungsrecht des Arbeitgebers ist durch gesetzliche Normen und andere rechtliche Regelungen begrenzt.
Fazit IV:	Die Berufsausübung kann gesetzlich geregelt werden. Die Ärztekammern sind landesgesetzlich ermächtigt, Berufsordnungen als Satzungen zu erlassen.
Fazit V:	Auch für angestellte und beamtete Krankenhausärzte gelten die Normen der Berufsordnung. Sie üben einen freien Beruf aus.
Fazit VI:	Arbeitgeber oder Dienstherren angestellter und beamteter Ärzte sind mittelbar an die ärztliche Berufsordnung gebunden. Ihnen gegenüber sind Ärzte in medizinischen Entscheidungen weisungsunabhängig.
Fazit VII:	Medizinische Standards dienen zur Wahrung der erforderlichen Sorgfalt.
Fazit VIII:	Voraussetzung für die Therapiefreiheit ist die Einhaltung des Facharztstandards.
Fazit IX:	Die Therapiefreiheit eines Arztes in Weiterbildung ist abhängig von dessen Fachkompetenz.

7.5 Der Facharzt als Garant des medizinischen Standards

Fachärzte sind alle Ärzte, die die Facharztprüfung bestanden haben. Dazu gehören demzufolge auch Ober- und Chefärzte. Bei einem Facharzt wird davon auszugehen sein, dass er die erforderlichen Kenntnisse, Fähigkeiten und Erfahrungen in seinem Gebiet besitzt, so dass hier zunächst die Vermutung für eine ausreichende Qualifikation besteht[414]. Die Befähigung zur Einhaltung des medizinischen Standards hängt allerdings nicht notwendigerweise mit dem Führen des Facharzttitels ab[415].

---

[414] Müller, N. H.: Facharztstandard, Der Urologe, Band 41, Nr. 1 vom Februar 2001, S. 8 - 10, Springer-Verlag.
[415] Rehborn, Martin: Verfahrensregelungen und prozessuale Besonderheiten im Arzthaftungsrecht, Vorlesung, Dresden, 07./08.11.2014, Folie 410.

Es kommt vielmehr auf die tatsächliche fachliche Kompetenz des Behandelnden an. Der Facharztstandard ist also kein formelles, sondern ein materielles Kriterium[416]. Im Gegensatz zu mehreren entsprechenden OLG-Urteilen[417,418,419,420] wich der BGH in einer früheren Entscheidung[421] allerdings davon schon einmal ab, wobei er auf die mangelnde Eignung abstellte, obwohl der operierende Arzt bereits eine fünfjährige chirurgische Erfahrung und 150 Blinddarmoperationen durchgeführt hatte.

Medizinische Kompetenz folgt keineswegs dem Alles-oder-Nichts-Prinzip, sondern formt sich kontinuierlich. So wie der erfahrene Assistenzarzt am Ende seiner Weiterbildung weitgehend selbständig agieren kann, wird andererseits der junge Facharzt in schwierigen Fällen der Unterstützung älterer Kollegen bedürfen[422]. Neben dieser vertikalen Problematik besteht auch noch eine horizontale. Die Diversifizierung der Medizin nicht nur innerhalb von Fachgebieten, sondern auch der Schwerpunkte innerhalb dieser Fächer bildet Spezialisten heraus, die unabhängig von ihrer formalen Stellung in der klassischen Klinikhierarchie für sich das Kompetenzmaximum für bestimmte Bereiche beanspruchen können[423].

---

[416] Ulsenheimer, Klaus: Arztstrafrecht in der Praxis, 5. Auflage 2015, C. F. Müller Verlag, Heidelberg, München u.a.; S. 44, Rn 95.

[417] OLG Düsseldorf 8 U 18/92, Urteil vom 07.10.1993: *Keine Beweiserleichterung bei Routineeingriff eines in Ausbildung stehenden Assistenzarztes*, NJW 1994, 1598.

[418] OLG Karlsruhe 7 U 12/89, Entscheidung vom 10.10.1990: *Die Durchführung eines operativen Eingriffs (hier: Leistenbruchoperation) darf einem Arzt in Facharztausbildung bei Anwesenheit und eingriffsbereiter Assistenz des Oberarztes überlassen werden*, VersR 1991, 1177.

[419] OLG Koblenz 5 U 860/88, Urteil vom 13.06.1990: *Operation durch Assistenzarzt*, NJW 1991, 2967.

[420] OLG Koblenz 5 U 330/02, Urteil vom 18.05.2006: *Ärztliche Aufklärungs- und Geburtsleitungs-pflicht bei adipöser Zweitgebärender und makrosomem Kind mit Schulterdystokie*, NJW-RR 2006, 1172.

[421] BGH VI ZR 64/91, Urteil vom 10.03.1992 (Koblenz): *Darlegungs- und Beweislast bei Anfängeroperation ohne ausreichende fachärztliche Überwachung*, NJW 1992, 1560.

[422] BGH VI ZR 206/05, Urteil vom 7. 11. 2006 (OLG Schleswig): *Sicherstellung und Kontrolle der Risikoaufklärung bei Übertragung an nachgeordneten Arzt*, NJW-RR 2007, 310.

[423] Andreas, M., Debong, B., Bruns, W.: Handbuch Arztrecht in der Praxis, Nomos, Baden-Baden, 2001; S. 111, Rn 247.

Daraus ergibt sich nicht notwendigerweise ein Weisungsrecht dieser Spezialisten gegenüber nicht ganz so spezialisierter Kollegen. Umgekehrt verbietet sich ein Weisungsrecht formal höherrangiger Ärzte entgegen dieses Kompetenzgradienten, da für die Therapiefreiheit die tatsächliche Befähigung entscheidend ist, ob also der Arzt die jeweiligen Methoden beherrscht und ihre Risiken kennt[424].

Wenngleich die Indikationsstellung zu medizinischen Maßnahmen nicht selten der anspruchsvollste Teil der Behandlung ist, gibt es naturgemäß dazu kaum juristische Auseinandersetzungen, da diese Phase von intellektueller Aktivität des Arztes geprägt ist, am Patienten jedoch noch keine Maßnahmen vorgenommen werden. Dagegen lassen sich die Grenzen des chef- oder oberärztlichen Direktionsrechts gut an der Rechtsprechung zu Aufklärung und Eingriffen aufzeigen. Wie bereits dargelegt, haftet der aufklärende Arzt aufgrund einer Garantenstellung aus der übernommenen Behandlungsaufgabe[425], auch wenn er den Eingriff nicht selbst ausführt[426]. Wenn dies für des Assistenzarzt in dem Maß gilt, wie dieser nach dem Fortschritt seiner Weiterbildung in der Lage ist, die geplante Maßnahme zu überblicken, muss bei einem Facharzt regelmäßig von einer Garantenstellung auszugehen sein[427,428,429].

---

[424] Dahm, Franz-Josef in: Rieger/Dahm/Katzenmeier/Steinhilper (Hrsg.): Heidelberger Kommentar Arztrecht Krankenhausrecht Medizinrecht - HK-AKM, Grundwerk mit 55. Ergänzungslieferung, C.F. Müller, Heidelberg, München u.a., August 2014; 5080, S. 5 Rn 10.
[425] Martis, R., Winkhart-Martis, M.: Arzthaftungsrecht, 4. Auflage 2014, Verlag Dr. Otto Schmidt, Köln; S. 397 Rn A 1764.
[426] Bergmann, Karl Otto in: Arbeitsgemeinschaft Rechtsanwälte im Medizinrecht e.V. (Hrsg.): Risiko Aufklärung, Springer-Verlag, Berlin, Heidelberg, 2001: Aufklärung in der arbeitsteiligen Medizin.
[427] BGH VI ZR 37/79, Urteil vom 22. 4. 1980 (Oldenburg): *Aufklärungspflicht des nicht operierenden Arztes*, NJW 1980, 1905.
[428] OLG Karlsruhe 7 U 163/03, Urteil vom 8. 12. 2004: *Unzulässiges Teilurteil gegen mehrere Operateure*, NJW-RR 2005, 798.
[429] etwas abweichend OLG Bamberg 4 U 11/03, Urteil vom 15.09.2003: *Schadensersatz bei Darmspiegelung,* BeckRS 2003 30328124.

Ein einem Urteil vom Oktober 2014 stellte der BGH erneut fest, dass ein Arzt, der über eine angeratene Operation auch nur aufklärt, schon eine unerlaubte Handlung begehen könne. „Denn mit der Aufklärung übernimmt der Arzt einen Teil der ärztlichen Behandlung, was – wie auch sonst die tatsächliche Übernahme der Behandlung (vgl.[430]) – seine Garantenstellung gegenüber dem sich anvertrauenden Patienten begründet (vgl.[431])."[432] Vorangegangen war eine Auseinandersetzung über die deliktische Haftung nach § 823 Abs. 1 BGB[433] einer Fachärztin, die in Form eines Kooperationsvertrags in die Organisationsstruktur einer Klinik eingebunden war. Diese hatte, ohne die Indikation für den Eingriff selbst gestellt zu haben, die Operationsaufklärung im Auftrag des Chefarztes übernommen. Das erstinstanzliche Landgericht[434] betrachtete die Beklagte in ihrer Eigenschaft als Fachärztin als befähigt, sich ein Urteil über Indikation und Erfolgsaussichten solcher Eingriffe bilden zu können. Dem Einwand der Beklagten, der „Chef" habe die Entscheidung getroffen, und man müsse, wenn man in der Klinik bleiben wolle, sich dieser Entscheidung beugen, überzeugte das Gericht nicht. Vielmehr grenzte es die Stellung der Fachärztin von jener „eines im Krankenhaus tätigen Assistenzarztes [ab], der als bloßer Erfüllungsgehilfe (§ 278 BGB) für Aufklärungsfehler in der Regel nicht selbst zur Verantwortung gezogen werden kann (vgl.[435])." Dagegen ist nach Auffassung des

---

[430] BGH VI ZR 48/78, Urteil vom 20. 2. 1979 (KG): *Pflicht eines praktischen Arztes zu einem Hausbesuch,* NJW 1979, 1248.
[431] BGH VI ZR 37/79, Urteil vom 22. 4. 1980 (Oldenburg): *Aufklärungspflicht des nicht operierenden Arztes,* NJW 1980, 1905.
[432] BGH VI ZR 14/14, Urteil vom 21.10.2014: *Haftung des nicht operierenden Arztes wegen fehlerhafter Aufklärung,* NJW 2015, 477.
[433] BGB § 823 Abs. 1: *Wer vorsätzlich oder fahrlässig das Leben, den Körper, die Gesundheit, die Freiheit, das Eigentum oder ein sonstiges Recht eines anderen widerrechtlich verletzt, ist dem anderen zum Ersatz des daraus entstehenden Schadens verpflichtet.*
[434] LG München I 9 O 8128/12, Endurteil vom 17.04.2013: *Schadensersatz, Aufklärung, Knie-OP*
[435] OLG Bamberg 4 U 11/03, Urteil vom 15.09.2003: *Schadensersatz bei Darmspiegelung,* BeckRS 2003 30328124.

Berufungsgerichts[436] nicht entscheidend, aufgrund welcher vertraglichen Regelungen ein „Arzt einen Teil der Behandlung des Patienten übernimmt, sondern maßgeblich muss sein, dass er gegenüber dem Patienten einen Teil der Behandlung und damit eine Garantenstellung übernommen hat." Diese Entscheidungen zeigen erneut, dass für den Arzt, unabhängig von seiner beruflichen Stellung im Kontext eines Klinikbetriebs, eine haftungsbegründende Garantenstellung gegenüber dem Patienten besteht – nicht nur bei einem Eingriff, sondern bereits bei der Aufklärung dazu, selbst wenn die Maßnahme von anderen Ärzten geplant und durchgeführt wird[437,438]. Verantwortung muss konsequenterweise mit der Freiheit einhergehen, die geplante Behandlung abzulehnen mit der Folge, Aufklärung oder Eingriff nicht vorzunehmen. Diese therapeutische Unabhängigkeit gilt auch für Ärzte, die als fachärztliche Angestellte in einer Praxis[439], in einem MVZ[440] oder einer Gesellschaft anderer Rechtsform[441,442] arbeiten, ebenso wie für Honorarärzte, die in Kliniken tätig sind[443]. In einer Entscheidung aus dem Jahr 1977 differenziert der BGH zwischen der Weisungsgebundenheit von Krankenhausärzten in organisatorischen und medizinisch-fachlichen

---

[436] OLG München 1 U 1890/13, Schlussurteil vom 05.12.2013: *Schmerzensgeld, Behandlungspflichten, Aufklärungspflicht, Einwilligungserfordernis, Entscheidungskonflikt*, BeckRS 2014, 22391. Die Berufung war aus anderen Gründen begründet.
[437] Bergmann, Karl Otto in: Arbeitsgemeinschaft Rechtsanwälte im Medizinrecht e.V. (Hrsg.): Risiko Aufklärung, Springer-Verlag, Berlin, Heidelberg, 2001; Aufklärung in der arbeitsteiligen Medizin, S. 102.
[438] BGH VI ZR 37/79, Urteil vom 22. 4. 1980 (Oldenburg): *Aufklärungspflicht des nicht operierenden Arztes*, NJW 1980, 1905.
[439] Renzelmann, Claus: Vorlesungsskript Medizinrecht - 2. Sitzung, FOM Essen-Neuss, Stand 2007.
[440] Möller, Karl-Heinz: Der im zugelassenen Medizinischen Versorgungszentrum (MVZ) angestellte Arzt, GesR - Gesundheitsrecht 11/2004, S. 456 - 464.
[441] Taupitz, Jochen: Zur Verfassungswidrigkeit des Verbots, ärztliche Praxen in Form einer juristischen Person des Privatrechts zu führen, NJW 1996, 3033 - 3104.
[442] Attermeyer, Elke: Die Gewähr eines beruflichen Freiraums für Ärzte in der Ärzte-GmbH, in: Die Ambulante Arztpraxis in der Rechtsform der GmbH, MedR Schriftenreihe Medizinrecht, Springer-Verlag Berlin, Heidelberg 2005, S. 95 - 141.
[443] Porten, Stephan: Grundlagen und Grenzen der Leistungserbringung durch Honorarärzte, Springer-Verlag Berlin, Heidelberg, 2014; Kapitel 2 Der Beruf des Honorararztes, S. 50.

Fragen: „Die Aussage des Gesetzgebers, daß der Arztberuf ein ‚freier Beruf' sei, hat nichts an der Realität ändern sollen, daß viele Ärzte ihren Beruf in abhängiger Stellung – insbesondere als angestellte Ärzte in Krankenhäusern – ausüben und insoweit (organisatorischen) Weisungen ihres Arbeitgebers bzw. ihrer Vorgesetzten unterliegen. Der Zusatz, es sei ‚seiner Natur nach' ein freier Beruf, soll nur den für den Arztberuf charakteristischen Umstand zum Ausdruck bringen, daß der Arzt bei seiner eigentlichen Heilbehandlungstätigkeit unabhängig und weisungsfrei ist, wobei es gerade nicht darauf ankommt, in welchem Rechtsverhältnis und in welcher wirtschaftlichen Form er den Beruf ausübt […]. Die Unabhängigkeit des angestellten Krankenhausarztes in seiner rein ärztlichen Tätigkeit war schon vor Inkrafttreten der Bundesärzteordnung selbstverständlich (vgl.[444]). Insoweit hat auch die Klinik-AG § 1 Abs. 2 BOÄ zu beachten, wobei es unerheblich ist, ob sie einen angestellten Arzt in die Erfüllung eines Vertrages über ambulante oder stationäre Heilbehandlung einschaltet. Überdies darf sie die bei ihr tätigen Ärzte nicht daran hindern, ihre sonstigen ärztlichen Berufspflichten zu erfüllen. Vielmehr muß auch sie wegen der berufsrechtlichen Bindung der bei ihr angestellten Ärzte, die keine Anweisungen beachten dürfen, die mit ihren beruflichen Aufgaben nicht vereinbar sind oder deren Befolgung sie nicht verantworten können […], mittelbar die insoweit maßgeblichen Vorschriften wahren."[445] Der Facharzt genießt infolge seiner fachlichen Kompetenz grundsätzlich Therapiefreiheit und ist damit in medizinischen Belangen weisungsfrei[446].

---

[444] BAG 2 AZR 255/60, Urteil vom 27. 7. 1961 (München): *Rechtliche Würdigung des Beschäftigungsverhältnisses eines Chefarztes*, NJW, 1961, 2085.
[445] BGH IV ZR 69/76 vom 30.11.77: *Versicherungsschutz für ambulante Heilbehandlung durch Krankenhaus*, NJW 1978, 589.
[446] Lippert, Hans-Dieter und Kern, Bernd-Rüdiger: Arbeits- und Dienstrecht der Krankenhausärzte von A - Z, 2. Auflage 1993, Springer-Verlag, Berlin, Heidelberg u.a.; S. 114, Rn 364.

Fazit I:	Krankenhäuser in Deutschland werden weniger und größer. Sie versorgen immer mehr stationäre Patienten in kürzerer Verweildauer.
Fazit II:	Eine zunehmende Zahl hochqualifizierter Ärzte verbleibt nach der Facharztprüfung langfristig in der Klinik.
Fazit III:	Das Weisungsrecht des Arbeitgebers ist durch gesetzliche Normen und andere rechtliche Regelungen begrenzt.
Fazit IV:	Die Berufsausübung kann gesetzlich geregelt werden. Die Ärztekammern sind landesgesetzlich ermächtigt, Berufsordnungen als Satzungen zu erlassen.
Fazit V:	Auch für angestellte und beamtete Krankenhausärzte gelten die Normen der Berufsordnung. Sie üben einen freien Beruf aus.
Fazit VI:	Arbeitgeber oder Dienstherren angestellter und beamteter Ärzte sind mittelbar an die ärztliche Berufsordnung gebunden. Ihnen gegenüber sind Ärzte in medizinischen Entscheidungen weisungsunabhängig.
Fazit VII:	Medizinische Standards dienen zur Wahrung der erforderlichen Sorgfalt.
Fazit VIII:	Voraussetzung für die Therapiefreiheit ist die Einhaltung des Facharztstandards.
Fazit IX:	Die Therapiefreiheit eines Arztes in Weiterbildung ist abhängig von dessen Fachkompetenz.
Fazit X:	Der Facharzt hat grundsätzlich Therapiefreiheit und ist damit in medizinischen Belangen weisungsfrei.

7.6 Die besondere Rolle des Chefarztes

Nachdem Chefärzte, wie bereits dargelegt, ohnehin in medizinischen Fragen weisungsfrei an der Spitze von Krankenhausabteilungen stehen, braucht deren Stellung nur mehr mit Blick auf ihr Direktionsrecht gegenüber den anderen (Fach-)Ärzten betrachtet werden. Die Chefarztverträge beinhalten regelmäßig Passagen zur Letztverantwortung für die eigene Abteilung[447]. Daraus leiten einzelne Autoren eine weitgehend uneingeschränkte Weisungsbefugnis gegenüber

---

[447] Deutsche Krankenhausgesellschaft e.V.: Musterverträge der DKG - Chefarztvertrag, 2015.

nachgeordneten Ärzten ab[448,449]. Diese Annahme verkennt jedoch, dass das Weisungsrecht auf der untersten Stufe der Rechtsquellenpyramide steht[450]. „Das allgemeine Weisungsrecht des Dienstherrn im Beamten- oder Angestelltenverhältnis und die Direktionsbefugnis des Arbeitgebers oder Vorgesetzten finden ihre Grenze an dem Freiheitsraum, den die BÄO allen Ärzten gewährt."[451] In seinem Direktionsrecht handelt der Chefarzt als Organ und im Namen des Krankenhausträgers[452,453]. Dieser ist jedoch als Arbeitgeber nicht nur des Chefarztes, sondern auch der anderen Ärzte durch den Abschluss eines Arbeitsvertrags mittelbar an die Berufsordnung und damit an die Freiberuflichkeit des ärztlichen Mitarbeiters gebunden[454]. Unzulässig sind nach Narr insbesondere Weisungen eines Arbeitgebers oder Dienstvorgesetzten, die den Arzt als Angestellten mit seinem ärztlichen Gewissen in Konflikt bringen. „In seiner eigentlichen heilkundlichen Tätigkeit darf der Arzt deswegen auch als Angestellter nicht von den Weisungen seines Dienstvorgesetzten abhängig gemacht werden."[455]

---

[448] Rieger, Hans-Jürgen: Ärztliche Entscheidungsfreiheit im Krankenhaus – Die Berufsfreiheit nach der Bundesärzteordnung, DMW 1988, S. 1614.
[449] Scholl-Eickmann, Tobias: Inwieweit ist der Oberarzt an medizinische Weisungen des Chefarztes gebunden?, CB ChefärzteBrief Leserforum, 2011.
[450] Krause, Rüdiger: Arbeitsrecht, Nomos, 3. Auflage 2015, S. 162, Rn 10.
[451] Zuck, Rüdiger in: Quaas/Zuck/Clemens: Medizinrecht. Öffentliches Medizinrecht – Pflegeversicherungsrecht – Arzthaftpflichtrecht – Arztstrafrecht, 3. Auflage 2014; § 13 Grundzüge des ärztlichen Berufsrechts, Rn 10.
[452] Bender, Albrecht W. in Rieger/Dahm/Katzenmeier/Steinhilper (Hrsg.) Heidelberger Kommentar Arztrecht Krankenhausrecht Medizinrecht - HK-AKM, Grundwerk mit 55. Ergänzungslieferung, C.F. Müller, Heidelberg, München u.a., August 2014; 1280 Chefarzt(-Vertrag); S. 52 Rn 156.
[453] Andreas, Manfred: Der Chefarzt und seine Mitarbeiter, Arztrecht, 35. Jahrgang, 20.01.2000, Verlag für Arbeitsrecht, Karlsruhe; S. 5.
[454] Scholz, Karsten in: Spickhoff Medizinrecht, Beck'sche Kurzkommentare, 2. Auflage 2014, C.H. Beck, München; 350. (Muster)Berufsordnung § 2 Rn 5.
[455] Narr, H., fortgeführt von Hübner, M.: Ärztliches Berufsrecht, 22. Ergänzungslieferung vom Mai 2014 (Deutscher Ärzteverlag Köln 2014); S. 801, Rn B501.

Chefärzte verfügen als Letztverantwortliche der von ihnen geleiteten Abteilung über ein Direktionsrecht in organisatorischen Belangen[456]. Das betrifft einerseits eher technische Fragen wie die Geräteinweisung der Mitarbeiter nach der Medizinprodukte-Betreiber-Verordnung[457], die Einhaltung der Betäubungsmittel-Verschreibungs-Verordnung[458], den wirtschaftlichen Umgang mit Medikamenten und anderem Verbrauchsmaterial. Andererseits fällt aber auch der Einsatz ärztlicher Mitarbeiter in ihren Verantwortungsbereich, wobei die Entscheidungen nach billigem Ermessen zu treffen sind[459]. Das Weisungsrecht hat sich darauf zu beschränken, Ärzten bestimmte Tätigkeiten und Aufgaben zur selbständigen Erledigung zu übertragen[460]. Bestehen jedoch Zweifel an der tatsächlichen Qualifikation, muss der Chefarzt im Rahmen seiner organisatorischen Gesamtverantwortung zur Gewährleistung der Patientensicherheit dem betroffenen Arzt andere Aufgaben zuweisen, um sich nicht dem Vorwurf eines Organisationsverschuldens auszusetzen[461]. Auch, ihn gegebenenfalls auch aus dem Bereitschaftsdienst abziehen[462]. Sichergestellt muss dagegen bleiben, dass die eigentliche ärztliche

---

[456] Scholz, Karsten in: Spickhoff Medizinrecht, Beck'sche Kurzkommentare, 2. Auflage 2014, C.H. Beck, München; 350. (Muster)Berufsordnung § 23 Rn 5.
[457] MPBetreibV Medizinprodukte-Betreiberverordnung in der Fassung der Bekanntmachung vom 21. August 2002 (BGBl. I S. 3396), Geändert zuletzt durch Artikel 3 der Verordnung vom 11. Dezember 2014 (BGBl. I S. 2010); § 5 Abs. 2.
[458] BtMVV Verordnung über das Verschreiben, die Abgabe und den Nachweis des Verbleibs von Betäubungsmitteln vom 20. Januar 1998 (BGBl. I S. 74, 80), geändert zuletzt durch Artikel 2 der Verordnung vom 5. Dezember 2014 (BGBl. I S. 1999).
[459] Bender, Albrecht W. in: Rieger/Dahm/Katzenmeier/Steinhilper (Hrsg.) Heidelberger Kommentar Arztrecht Krankenhausrecht Medizinrecht - HK-AKM, Grundwerk mit 55. Ergänzungslieferung, C.F. Müller, Heidelberg, München u.a., August 2014; 1280 Chefarzt(-Vertrag); 1280 Rn 156.
[460] Richardi, Reinhard: Münchener Handbuch zum Arbeitsrecht, Verlag C.H. Beck München 200, § 339, Rn 20.
[461] Müller, N. H.: Facharztstandard, Der Urologe, Band 41, Nr. 1 vom Februar 2001, S. 8 - 10, Springer-Verlag.
[462] LAG Hessen 9 Sa 1555/93, Urteil vom 13.05.1994 (ArbG Kassel vom 22.07.1993 - 4 Ca 645/92): *Es hält sich im Rahmen billigen Ermessens, wenn ein leitender Abteilungsarzt („Chefarzt") einen ihm nachgeordneten Assistenzarzt nicht mehr alleine zum Bereitschaftsdienst einteilt, weil er auf Grund einer nachvollziehbaren Würdigung eines Vorfalls kein Vertrauen mehr zu dessen fachlichen Fähigkeiten hat*, BeckRS 1994 30449815.

Tätigkeit völlig weisungsfrei ausgeübt werden kann[463]. So darf ein Chefarzt einen Oberarzt nicht anweisen, eine bestimmte Methode anzuwenden, wenn verschiedene Verfahren dem medizinischen Standard entsprechen[464].

Fazit I:	Krankenhäuser in Deutschland werden weniger und größer. Sie versorgen immer mehr stationäre Patienten in kürzerer Verweildauer.
Fazit II:	Eine zunehmende Zahl hochqualifizierter Ärzte verbleibt nach der Facharztprüfung langfristig in der Klinik.
Fazit III:	Das Weisungsrecht des Arbeitgebers ist durch gesetzliche Normen und andere rechtliche Regelungen begrenzt.
Fazit IV:	Die Berufsausübung kann gesetzlich geregelt werden. Die Ärztekammern sind landesgesetzlich ermächtigt, Berufsordnungen als Satzungen zu erlassen.
Fazit V:	Auch für angestellte und beamtete Krankenhausärzte gelten die Normen der Berufsordnung. Sie üben einen freien Beruf aus.
Fazit VI:	Arbeitgeber oder Dienstherren angestellter und beamteter Ärzte sind mittelbar an die ärztliche Berufsordnung gebunden. Ihnen gegenüber sind Ärzte in medizinischen Entscheidungen weisungsunabhängig.
Fazit VII:	Medizinische Standards dienen zur Wahrung der erforderlichen Sorgfalt.
Fazit VIII:	Voraussetzung für die Therapiefreiheit ist die Einhaltung des Facharztstandards.
Fazit IX:	Die Therapiefreiheit eines Arztes in Weiterbildung ist abhängig von dessen Fachkompetenz.
Fazit X:	Der Facharzt hat grundsätzlich Therapiefreiheit und ist damit in medizinischen Belangen weisungsfrei.
Fazit XI:	**Die Letztentscheidungskompetenz eines Chefarztes beschränkt sich auf organisatorische Fragen.**

---

[463] Taupitz, Jochen: Die GmbH als Organisationsform ambulanter heilkundlicher Tätigkeit, NJW 1992, 2317, 2322.
[464] LAG Hamm 16 Sa 76/05, Urteil vom 06.03.2006: *3. Auch ein leitender Krankenhausarzt (Chefarzt) hat bei der Ausübung von fachlichen Weisungen die Position des ihm unterstellten ersten Oberarztes zu berücksichtigen* (amtlicher Leitsatz), BeckRS 2008, 50471.

8 Zusammenfassung und Lösungsansätze

Vor dem Hintergrund der Entwicklung der Krankenhauslandschaft während der letzten sechs Jahrzehnte, in welcher heute eine große Zahl von spezialisierten Fachärzten – nicht nur in der Funktion von Ober- oder Chefärzten – eine stark diversifizierte Medizin betreiben, kann eine „hierarchische Leitungsstruktur als Wesensmerkmal des ärztlichen Dienstrechts"[465] nicht zeitgemäß sein. War um 1960 in den vielen und überwiegend kleinen Krankenhausabteilungen der Chefarzt häufig der einzige Erfahrene, wird heute der medizinische Standard durch Fachärzte in verschiedenster Funktion gewährleistet. Nachdem der Facharztstandard das entscheidende Merkmal für die Therapiefreiheit ist, scheidet bei dessen Einhaltung eine Weisungsbefugnis von Ärzten gegenüber Ärzten aus. Allerdings ist Arztsein eine gefahrgeneigte Tätigkeit[466]. In erster Linie für den Patienten, sekundär aber wegen der berufsimmanenten haftungs-, straf- und berufsrechtlichen Risiken auch für den Arzt selbst[467]. So kann die Weisungsgebundenheit für den unerfahrenen Arzt eben auch ein Schutz gegen solche Gefahren für ihn selbst sein. Umgekehrt können vorgesetzte Ärzte frei von Verantwortung bleiben, soweit kein Weisungsrecht besteht[468]. Das befreit Chefärzte in medizinischen – nicht in organisatorischen – Angelegenheiten von einer Letztverantwortung, die sie mangels Direktionsrecht gar nicht wahrnehmen können.

---

[465] Richardi, Reinhard: Münchener Handbuch zum Arbeitsrecht, Verlag C.H. Beck München 2009; § 339, Rn 10.
[466] Scheler, Fritz in: Festschrift für Erwin Deutsch zum 70. Geburtstag (Carl Heymanns Verlag, Köln, München u.a., 1999): Von der Unabhängigkeit des Arztes und über die Arzt-Patienten-Beziehung, S. 741.
[467] Osmialowski, Christoph: Personalmangel im Krankenhaus: Arbeiten auf dem Pulverfass, Deutsches Ärzteblatt 2015, Heft 14 vom 03.04.2015, S. 2 - 4.
[468] Bauer, Johann Paul in: Aktuelle Probleme und Perspektiven des Arztrechts: Hrsg: Jung, H., Meiser, R. J., Müller, E., Medizinisch-Juristischer Arbeitskreis Saar, Ferdinand Enke Verlag, Stuttgart, 1989; Der Arzt im Krankenhaus, S. 159.

Die medizinische Verantwortung liegt beim behandlungsführenden Arzt, der regelmäßig Facharzt ist. Wenn gleichzeitig ein vom Krankenhausträger ernannter Chefarzt die organisatorische Gesamtverantwortung trägt, besteht darin ein gewisses Potential für Konflikte in der Leitungsstruktur. Insofern bieten sich Führungsmodelle an, die sich von der traditionellen hierarchischen Struktur emanzipieren. Schon in den 70-er Jahren wurden erste Entwürfe zur kollektiven Führung von Krankenhausabteilungen vorgestellt[469]. Danach wird eine Klinikabteilung unbeschadet der Therapiefreiheit des einzelnen Arztes gegenüber seinen Patienten von allen Fachärzten gemeinsam geleitet. Diese wählen auf Zeit einen Sprecher, der die Abteilung im Außenverhältnis vertritt. Also vor allem gegenüber anderen Einheiten des Klinikums und der Geschäftsleitung. Analog kann der Ärztliche Direktor von den Abteilungssprechern oder von allen Fachärzten gewählt werden[470]. Die starren und traditionsbehafteten Führungsstrukturen in deutschen Krankenhäusern erschweren bis heute[471] die Umsetzung anderorts durchaus erfolgreicher Modelle[472]. Zu nennen ist hier vor allem jenes der Mayo Clinic in Rochester, USA[473].

Wenn Fachärzte gemeinsam Managementverantwortung für eine Klinik tragen, wird notwendigerweise auch deren Verständnis für

---

[469] Marburger Bund: Kollegialsystem im Krankenhaus, 1981.
[470] Bauer, Johann Paul in: (Hrsg.:) Jung, H., Meiser, R. J., Müller, E.: Aktuelle Probleme und Perspektiven des Arztrechts: Medizinisch-Juristischer Arbeitskreis Saar; Der Arzt im Krankenhaus, S. 161.
[471] Marburger Bund Bayern: Horn, Werner: Chefarztverträge / Kollegialsysteme, Email vom 06. April 2015, Kollegiale Chefarztmodelle; Anm.: 14 % der Chefarztverträge beinhalten Kollegialsystem, davon dürfte es sich bei keinem um ein Modell kollektiver Leitung durch Fachärzte handeln.
[472] Welisch, Stefan: Oberstes Gebot: Wechselseitiger Respekt, Deutsches Ärzteblatt 2001, Heft 33 vom 17.08.2001, S. A2100.
[473] Mitsdierlidi, Alexander: Deutsche Mayo-Klinik sozial, DIE ZEIT Archiv, Ausgabe 10/1967.

betriebswirtschaftliche Überlegungen gefordert[474]. Die Beschränkung der ärztlichen Weisungsbefugnis gegenüber ärztlichen Kollegen vermag Abläufe zu beschleunigen und damit die Prozessqualität zu verbessern[475]. Sie dient zudem jedoch, was in Hinblick auf berufsständische Normen bedeutender ist, der Patientensicherheit und ist damit sowohl individual- wie auch gemeinnützig. Gerade die Gefahr, Therapieverfahren aus kommerzieller Indikation anzuwenden, vermag eingedämmt zu werden, wenn nicht einzelne leitende Ärzte die Entscheidungskompetenz an sich ziehen[476]. Bedenkliche Leistungsanreize entstehen durch die Möglichkeit der Privatliquidation und durch variable Gehaltsanteile in den Verträgen ärztlicher Führungskräfte. Zunehmend hängt die Vergütung in Chef- und Oberarztverträgen partiell vom Geschäftsergebnis in den entsprechenden Verantwortungsbereichen ab[477]. Das bemisst sich überwiegend aus dem DRG-Erlös. Seit dem Jahr 2003 wurde schrittweise das Fallpauschalensystem zur Abrechnung stationärer Leistungen eingeführt, das die tagesgleichen Pflegesätze ablöste[478]. Bezahlt wurden dabei in erster Linie Diagnosen. Erlöse sollten sich grundsätzlich nicht nach der Invasivität der Behandlung berechnen, wobei ein zusätzlicher Aufwand durch den Einsatz technischer Mittel durchaus vergütet wurde. Nun hat sich das Ganze unter dem Einfluss von Lobbyisten aus größeren Kliniken und medizintechnischer Industrie in den letzten zehn Jahren immer mehr

---

[474] Genzel, Herbert und Siess, Martin A.: Ärztliche Leitungs- und Organisationsstrukturen im modernen Krankenhaus, Medizinrecht MedR 1999, Heft 1, S. 1 - 12.
[475] meinen dagegen, dass sich berufsständische Werte nur schwer mit betriebswirtschaftlichen Zielen vereinbaren ließen: Vera, Antonio und Hucke, Desdemona: Managementorientierung von Krankenhausärzten und hierarchischer Status - eine empirische Analyse, DBW - Die Betriebswirtschaft 04/2009, S.479, 480.
[476] AOK-Bundesverband: Krankenhaus-Report 2013: Steigende Anzahl an Operationen in Kliniken lässt sich nicht allein mit medizinischem Bedarf erklären, Pressekonferenz Krankenhaus-Report 2013 (07.12.12).
[477] Ratzel, Hans-Dieter in: Ratzel/Lippert: Kommentar zur Musterberufsordnung der deutschen Ärzte (MBO), 5. Auflage 2010, Springer, Heidelberg, Dordrecht, London, New York; § 23 Ärztinnen und Ärzte im Beschäftigungsverhältnis, S. 333 Rn 5.
[478] DIMDI, G-DRG-System - Fallpauschalen in der stationären Versorgung.

in ein System gewandelt, in welchem den Prozeduren wie Operationen und anderen Eingriffe die entscheidende Bedeutung für den DRG-Erlös zukommt[479]. Das betriebswirtschaftliche Ergebnis korreliert zunehmend mit dem technischen Aufwand. Nur mühsam und nach öffentlichem Druck versucht die Bundesärztekammer, den Rahmen für berufsrechtskonforme Arztverträge abzustecken[480]. Doch nicht nur aus finanzieller Motivation werden nicht oder nur schlecht indizierte Eingriffe vorgenommen. Auch der Drang nach wissenschaftlicher Reputation vermag medizinische Entscheidungen zu beeinflussen. Dadurch besteht die Gefahr, dass nicht nur einzelne nachgeordnete Ärzte, sondern ganze Krankenhausabteilungen instrumentalisiert werden. Das vieldiskutierte Mehraugenprinzip in der Transplantationsmedizin[481,482] vermag ebenso wie sonst eine Enthierarchisierung des ärztlichen Dienstes im Krankenhaus Patienten zu schützen, wenn der behandlungsführende Arzt seine Unabhängigkeit bewahren kann.

So wie die Therapiefreiheit dem freien Beruf des Arztes immanent ist, so ist dies auch die Therapieverantwortung[483]. Sie muss nötigenfalls auch gegenüber vorgesetzten Ärzten durchgesetzt werden, wenngleich nicht verkannt wird, dass ein solches Verhalten Nachteile des beruflichen Fortkommens mit sich bringen kann. Denn „die Therapiefreiheit [ist] kein Privileg des Arztes, sondern in ihrem letzten Grund ein fremdnütziges

---

[479] Schott, Lothar: Aortenklappenersatz - Abrechnungsbetrug im Krankenhaus, Hausarbeit zu Modul 4 im Rahmen des Masterstudiengangs „Medizinrecht", DIU, Dresden; S. 1.
[480] Bundesärztekammer: Gemeinsame Hinweise der BÄK, des Verbandes der leitenden Krankenhausärzte Deutschlands und des Marburger Bundes zu den Grundpositionen und -Regelungen der Beratungs- und Formulierungshilfe Chefarzt-Vertrag der DKG (6. geänd. Auflage 2002, letzte Änderung 18.11.2014).
[481] Bundesregierung: Organtransplantation: Recht und Gesetz werden eingehalten, 2013.
[482] Bundesärztekammer: Richtlinien zur Transplantationsmedizin, 2015.
[483] Antes, Gerd in Bartens, Werner: Wie viel Therapie ist notwendig? Süddeutsche Zeitung vom 13./14.05.2015, Wissen, S. 16.

Recht […]"[484] Dazu braucht es Kraft, Mut und einen freien Geist des einzelnen Arztes, unabhängig von seiner Stellung. Nur dann kann der Beruf des Arztes ein freier Beruf bleiben, wenn es der Ärzteschaft gelingt, ihrer Verantwortung für Patienten und Gesellschaft gerecht zu werden.

> *Aufklärung ist der Ausgang des Menschen aus seiner selbst verschuldeten Unmündigkeit.*
>
> *Immanuel Kant 1784*[485]

---

[484] Laufs, Adolf in Laufs/Kern, Handbuch des Arztrechts, § 3, Rn 14.
[485] Kant, Immanuel 1784: "Aufklärung ist der Ausgang des Menschen aus seiner selbst verschuldeten Unmündigkeit. Unmündigkeit ist das Unvermögen, sich seines Verstandes ohne Leitung eines anderen zu bedienen. Selbstverschuldet ist diese Unmündigkeit, wenn die Ursache derselben nicht am Mangel des Verstandes, sondern der Entschließung und des Mutes liegt, sich seiner ohne Leitung eines anderen zu bedienen. ‚Sapere aude! Habe Mut, dich deines eigenen Verstandes zu bedienen!' ist also der Wahlspruch der Aufklärung." Beantwortung der Frage: Was ist Aufklärung? in: Berlinische Monatsschrift, 1784, 2, S. 481 – 494.

Literaturverzeichnis

Andreas, Manfred: Der Chefarzt und seine Mitarbeiter, Arztrecht, 35. Jahrgang, 20.01.2000, Verlag für Arbeitsrecht, Karlsruhe

Andreas, M., Debong, B., Bruns, W.: Handbuch Arztrecht in der Praxis, Nomos, Baden-Baden, 2001

Antes, Gerd in Bartens, Werner: Wieviel Therapie ist notwendig? Süddeutsche Zeitung vom 13./14.05.2015, Wissen, S. 16 <http://www.sueddeutsche.de/gesundheit/gesundheit-muelltrennung-in-der-medizin-1.2476457> [accessed 14 May 2015]

AOK-Bundesverband: Krankenhaus-Report 2013: Steigende Anzahl an Operationen in Kliniken lässt sich nicht allein mit medizinischem Bedarf erklären, Pressekonferenz vom 07.12.2012 zum Krankenhaus-Report 2013 <http://www.aok-bv.de/presse/veranstaltungen/2012/index_09215.html> [accessed 31 May 2015]

AQUA, Institut für angewandte Qualitätsförderung und Forschung im Gesundheitswesen GmbH: Qualitätsreport 2013, im Auftrag des Gemeinsamen Bundesausschusses <https://www.sqg.de/sqg/upload/CONTENT/Qualitaetsberichte/2013/AQUA-Qualitaetsreport-2013.pdf> [accessed 20 March 2015]

Attermeyer, Elke in: Die ambulante Arztpraxis in der Rechtsform der GmbH: Die Gewähr eines beruflichen Freiraums für Ärzte in der Ärzte-GmbH, MedR Schriftenreihe Medizinrecht 2005, S. 95 - 141, Springer-Verlag Berlin Heidelberg, 2005 <http://link.springer.com/chapter/10.1007/3-540-27101-5_4> [accessed 5 March 2015]

AWMF Arbeitsgemeinschaft der Wissenschaftlichen Medizinischen Fachgesellschaften e.V.: Aktuelle Leitlinien <http://www.awmf.org/leitlinien/aktuelle-leitlinien.html> [accessed 19 May 2015]

Bächtiger, Andreas: Der Therapiebegriff, Vortrag am 12.10.2013 in Turku/ Finnland <http://logoterapia.fi/cmsms/uploads/docs/THERAPIEBEGRIFF-Ref-Fin-12Okt13.pdf> [accessed 24 March 2015]

BAT, Bundesangestelltentarifvertrag vom 23. Februar 1961, zuletzt geändert durch den 77. Änderungstarifvertrag vom 29. Oktober 2001 und den EuroTV vom 30. Oktober 2001 <http://www.angestelltentarifvertrag.de/> [accessed 13 April 2015]

Bauer, Johann Paul in: Jung, H., Meiser, R. J., Müller, E. (Hrsg.): Aktuelle Probleme und Perspektiven des Arztrechts; Der Arzt im Krankenhaus Medizinisch-Juristischer Arbeitskreis Saar, Ferdinand Enke Verlag, Stuttgart, 1989

Bender, Albrecht W. in Rieger/Dahm/Katzenmeier/Steinhilper (Hrsg.): Heidelberger Kommentar Arztrecht Krankenhausrecht Medizinrecht - HK-AKM; 1280 Chefarzt(-Vertrag), Grundwerk mit 55. Ergänzungslieferung, C.F. Müller, Heidelberg, München u.a., August 2014

Bergmann, Karl Otto in: Arbeitsgemeinschaft Rechtsanwälte Im Medizinrecht e.V. (Hrsg.): Aufklärung in der arbeitsteiligen Medizin; Risiko Aufklärung, Berlin Heidelberg: Springer-Verlag, 2001

Bergmann, Karl Otto: Delegation und Substitution ärztlicher Leistungen auf/durch nichtärztliches Personal, Medizinrecht MedR 27, 2009, S. 1–10

BFB, Bundesverband der freien Berufe: Faktenblatt: Definitionen des freien Berufs, 2012 <http://www.freie-berufe.de/fileadmin/bfb/1_Ueber%20die%20Freien%20Berufe/2_Definitionen-und-Profil/Faktenblatt_Definitionen_FB_deutsch_12_12_2012.pdf> [accessed 1 March 2015]

Blum, Karl und Löffert, Sabine: Ärztemangel im Krankenhaus - Ausmaß, Ursachen, Gegenmaßnahmen; Forschungsgutachten im Auftrag der Deutschen Krankenhausgesellschaft, 2010 <http://www.dkgev.de/media/file/8268.2010_09_29__Anlage_Zusammenfassung-%EE%80%80Aerztemangel%EE%80%81.pdf> [accessed 16 April 2015]

Buchner, Raimar und Jäkel, Christian in: Stellpflug, Meier, Hildebrandt: Handbuch Medizinrecht; Berufsrecht der Heilberufe B 1000, 31. Aktualisierung, 2014, Verlag C.F. Müller, Heidelberg, München u.a. <http://www.beck-shop.de/Stellpflug-Meier-HildebrandtHrsg-Handbuch-Medizinrecht-Kombi-Version/productview.aspx?product=105489> [accessed 4 March 2015]

gbe-bund, Statistisches Bundesamt: Krankenhäuser / Vorsorge- oder Reha-Einrichtungen, Betten, Nutzungsgrad, u.a. nach Einrichtungsmerkmalen <https://www.gbe-bund.de/oowa921-install/servlet/oowa/aw92/WS0100/_XWD_PROC?_XWD_312/1/XWD_CUBE.DRILL/_XWD_340/D.922/28066> [accessed 24 February 2015]

Bundesärztekammer: Ergebnisse der Ärztestatistik zum 31. Dezember 2013 <http://www.bundesaerztekammer.de/page.asp?his=0.3.12002> [accessed 27 February 2015]

Bundesärztekammer: Ergebnisse der Ärztestatistik zum 31. Dezember 2014
<http://www.bundesaerztekammer.de/page.asp?his=0.3.12670>
[accessed 16 April 2015]

Bundesärztekammer: Gemeinsame Hinweise der BÄK, des Verbandes der leitenden Krankenhausärzte Deutschlands und des Marburger Bundes zu den Grundpositionen und -Regelungen der Beratungs- und Formulierungshilfe Chefarzt-Vertrag der DKG, 6. geänderte Auflage 2002, Letzte Änderung 18.11.2014
<http://www.bundesaerztekammer.de/page.asp?his=1.144.761.1039.1066> [accessed 28 February 2015]

Bundesärztekammer: Medizinstudium und ärztliche Tätigkeit in Deutschland'
<http://www.bundesaerztekammer.de/page.asp?his=1.109.8949>
[accessed 12 April 2015]

Bundesärztekammer: Richtlinien zur Transplantationsmedizin
<http://www.bundesaerztekammer.de/richtlinien/richtlinien/transplantationsmedizin/> [accessed 31 May 2015]

Bundesärztekammer - Ärztestatistik 2013; Ärzte ohne ärztliche Tätigkeit
<http://www.bundesaerztekammer.de/page.asp?his=0.3.12002.12009>
[accessed 7 April 2015]

Bundesärztekammer - Ärztestatistik 2014: Abwanderung von Ärzten ins Ausland
<http://www.bundesaerztekammer.de/page.asp?his=0.3.12670.12681>
[accessed 16 April 2015]

Bundesregierung: Organtransplantation: Recht und Gesetz werden eingehalten, 2013
<http://www.bundesregierung.de/Content/DE/Infodienst/2013/09/2013-09-05-organspende/organspende.html> [accessed 31 May 2015]

Bussche, Rik van den in: Jahrbuch für kritische Medizin; Qualifikationsprobleme in der Allgemeinmedizin, 1980, Bd. 6, 109 - 127,110. Argument- Sonderband AS 53 <http://www.med.uni-magdeburg.de/jkmg/wp-content/uploads/2013/03/JKM_Band6_Kapitel10_von-den-Bussche.pdf>
[accessed 24 February 2015]

Busse, Reinhard: Wie gut sind unsere Krankenhäuser im europäischen Vergleich? Vortrag am 10.10.2013 in München, FG Management im Gesundheitswesen, Technische Universität Berlin, 2013
<http://www.mig.tu-berlin.de/fileadmin/a38331600/2013.lectures/Muenchen_2013.10.10.rb_KhEuropVergleich.pdf> [accessed 15 April 2015]

Carstensen, Gert: Die Bildung von Standards in der Medizin, in: Schriftenreihe Medizinrecht: Die Budgetierung des Gesundheitswesens - Wo bleibt der medizinische Standard? Springer-Verlag Berlin Heidelberg New York 1997

Dahm, Franz-Josef in: Rieger/Dahm/Katzenmeier/Steinhilper (Hrsg.): Heidelberger Kommentar Arztrecht Krankenhausrecht Medizinrecht - HK-AKM; 5090 Therapiefreiheit, Grundwerk mit 55. Ergänzungslieferung, C.F. Müller, Heidelberg, München u.a., August 2014

Deneke, Johann F. Volrad, Die freien Berufe, Vorwerk, Stuttgart, 1956

Deutsche Krankenhaus-Gesellschaft: Eckdaten Krankenhausstatistik - DKG e.V., 2014
<http://www.dkgev.de/dkg.php/cat/215/aid/4222/title/Eckdaten_Krankenhausstatistik> [accessed 27 February 2015]

Deutsche Krankenhausgesellschaft e.V.: Musterverträge der DKG - Chefarztvertrag, 2015

Deutscher Bundestag, 11. Wahlperiode, Drucksache 11/6149: Bericht der Bundesregierung über die Realisierung der Tätigkeit als Arzt im Praktikum, 1989

Deutsch, Erwin: Anmerkung zu BGH VI ZR 68/86: Einsatz medizinischer Spezialkenntnisse zugunsten des Patienten, NJW 1987, 1479 - Beck-Online <https://beck-online.beck.de/?typ=reference&y=300&b=1987&s=1479&z=NJW> [accessed 23 May 2015]

Deutsch, Erwin: Die Anfängeroperation: Aufklärung, Organisation, Haftung und Beweislastumkehr, NJW 1984, 650 - 651 <http://beck-online.beck.de/?typ=reference&y=300&b=1984&s =650&z=NJW> [accessed 23 February 2015]

Deutsch, Erwin und Andreas Spickhoff, Medizinrecht - Arztrecht, Arzneimittelrecht, Medizinprodukterecht und Transfusionsrecht, Springer Heidelberg Dordrecht London New York, 7. Auflage, 2014

Deutsches Ärzteblatt: Ärztliche Versorgung zwischen Spezialisierung und Ganzheitlichkeit, aezteblatt.de, 09.02.2015
<http://www.aerzteblatt.de/nachrichten/61756/Aerztliche-Versorgung-zwischen-Spezialisierung-und-Ganzheitlichkeit> [accessed 24 February 2015]

Deutsches Ärzteblatt: Krankenhausschließungen betreffen vor allem kleine Häuser, aerzteblatt.de, 26.08.2014
<http://www.aerzteblatt.de/nachrichten/59878/Krankenhausschliessungen-betreffen-vor-allem-kleine-Haeuser> [accessed 24 February 2015]

Deutsches Ärzteblatt: In den Krankenhäusern stagnierte 1983 erstmals die Zahl der Ärzte: Ergebnisse der Ärztestatistik aus dem Tätigkeitsbericht '84 der Bundesärztekammer, 1984, DÄ 81, Heft 18, S. 1425-1432 <http://www.aerzteblatt.de/archiv/130297/In-den-Krankenhaeusern-stagnierte-1983-erstmals-die-Zahl-der-Aerzte-Ergebnisse-der-Aerztestatistik-aus-dem-Taetigkeitsbericht-84-der-Bundesaerztekammer> [accessed 27 February 2015]

Deutsches Ärzteblatt: Ärzte in der Bundesrepublik zum 31. Dezember 1988, 1989, DÄ 86, Heft 16, 20.04.1989 '<http://www.aerzteblatt.de/archiv/107303/Aerzte-in-der-Bundesrepublik-zum-31-Dezember-1988> [accessed 27 February 2015]

Deutsches Ärzteblatt: Ergebnisse der Ärzte-Statistik Ende 1989: Rekordzugang im Krankenhaus, DÄ 87, Heft 17, S. A-1339 - A-1341 vom 26.04.1990 <http://www.aerzteblatt.de/archiv/104974/Ergebnisse-der-Aerzte-Statistik-Ende-1989-Rekordzugang-im-Krankenhaus> [accessed 27 February 2015]

Dierstein, Nicol Olivia: Weisungsrecht des Klinikarbeitgebers: Eingriffe in den ärztlichen Bereich sind untersagt, Deutsches Ärzteblatt 110, Heft 41 vom 11.10.2013, S. 2 <http://www.aerzteblatt.de/archiv/147559/Weisungsrecht-des-Klinikarbeitgebers-Eingriffe-in-den-aerztlichen-Bereich-sind-untersagt> [accessed 28 February 2015]

DIMDI, G-DRG-System - Fallpauschalen in der stationären Versorgung <https://www.dimdi.de/static/de/klassi/icd-10-gm/anwendung/zweck/g-drg/> [accessed 7 March 2015]

Erbsen, Maike Constanze in: Deutsch, E., Laufs, A., Schreiber H.-L. (Hrsg.): Recht und Medizin: Praxisnetze und das Berufsrecht der Ärzte. Der Praxisverbund als neue Kooperationsform in der ärztlichen Berufsordnung, Frankfurt am Main: Peter Lang GmbH, Europäischer Verlag der Wissenschaften, 2003

Eurostat - Tables, Graphs and Maps Interface (TGM) table: Krankenhausbetten je 100 000 Einwohner' <http://ec.europa.eu/eurostat/tgm/table.do?tab=table&init=1&language=de&pcode=tps00046&plugin=1> [accessed 15 April 2015]

Fleischmann, Eugen: Die freien Berufe im Rechtsstaat, Schriften zum öffentlichen Recht, 127, Tübingen: Dunckler & Humblot, 1970

Flintrop, Jens: Ärzte in Weiterbildung: Unzufrieden in der Klinik – Respekt vor der Niederlassung, Deutsches Ärzteblatt 112, Heft 6 vom 06.02.2015, S. B188 - B189 <http://www.aerzteblatt.de/archiv/167707/Aerzte-in-Weiterbildung-Unzufrieden-in-der-Klinik-Respekt-vor-der-Niederlassung> [accessed 28 February 2015]

Fuchs, Maximilian: Beck'scher Online-Kommentar BGB, 2015 <https://beck-online.beck.de/Default.aspx?vpath=bibdata/komm/beckok_ zivr_35/bgb/cont/beckok.bgb.p627.gliii.gl3.htm&pos=0&hlwords=dienstleis tung%c3%90h%26%23246%3bherer%c3%90h%c3%b6herer%c3%90art %c3%90+dienstleistung%2choeherer%2cart+%c3%90+dienstleist+%c3% 90+hoch+%c3%90+art+#xhlhit> [accessed 4 June 2015]

GBA - Gemeinsamer Bundesausschuss: Richtlinien und Regelungen des Gemeinsamen Bundesausschusses <https://www.g-ba.de/institution/themenschwerpunkte/qualitaetssicherung /richtlinien/> [accessed 19 May 2015]

Genzel/Degener-Hencke in: Laufs/Kern: Handbuch des Arztrechts,4. Auflage 2010; § 85 Die ärztlichen Leitungsstrukturen im Krankenhaus, Rn. 28 - 30 <https://beck-online.beck.de/?vpath=bibdata/komm/laukehdbarztr_4/cont /laukehdbarztr.85.gliii.gl2.htm&pos=1&hlwords=chefarzt%c3%90+chefarzt +#FNID0EWL2V> [accessed 14 April 2015]

Genzel, Herbert und Siess, Martin A.: Ärztliche Leitungs- und Organisationsstrukturen im modernen Krankenhaus, Medizinrecht MedR 1999, Heft 1, S. 1 - 12

Gesellensetter, Catrin: Die Annäherung des freien Arztberufs an das Gewerbe, FU Berlin, 2007

Goethe, Johann Wolfgang von: Faust 1: Eine Tragödie, 1808; Text im Projekt Gutenberg <http://gutenberg.spiegel.de/buch/faust-eine-tragodie-3664/7> [accessed 4 June 2015]

Haage, Heinz: Nomos-Kommentar Bundesärzteordnung. Erläuterungen zum deutschen Bundesrecht, 1. Auflage 2013 <https://beck-online.beck.de/Default.aspx?vpath=bibdata%2Fkomm%2 Fnomos%2Dbr%2Derl%2FBAEO%2Fcont%2FNOMOS%2DBR%2DErl% 2EBAEO%2Ep1%2Ehtm> [accessed 28 February 2015]

Hacker, Mark: Gibt es „Gerechtigkeit" in der Steuerpolitik? - Der politisch-philosophische Diskurs über Recht und Gerechtigkeit am Beispiel der Entstehung des modernen Einkommensteuerrechts in der Weimarer Republik. III. Die Erzberger'sche Finanzreform - das Einkommensteuergesetz von 1920, S. 79 ff, Fachbereich Politik - und Sozialwissenschaften der Freien Universität Berlin, 2013

Hamberger, Beatrice: OECD-Studie: Deutschland bei Operationen internationaler Spitzenreiter, Gesundheitsstadt Berlin - Das Gesundheitsportal aus der Hauptstadt, 2013 <http://www.gesundheitsstadt-berlin.de/oecd-studie-deutschland-bei-operationen-internationaler-spitzenreiter-1489/> [accessed 7 March 2015]

Heberer, Jörg und Hüttl, Peter: Die steuerrechtliche Einordnung der Einnahmen von Chefärzten aus der Erbringung wahlärztlicher Leistungen, 2006 <http://www.arztrechtskanzlei.de/rechtsgebiete/arbeitsrecht/> [accessed 28 February 2015]

Heinrich, Willi: Weiterbildungsverbünde Allgemeinmedizin in Deutschland - Eine Bestandsaufnahme, Philipps-Universität Marburg, 2006

Hennsler, M., Willemsen H. J., Kalb H.-J.: Arbeitsrecht Kommentar, Verlag Dr. Otto Schmidt Köln, 2014

Hespeler, Ulrike in: Rieger/Dahm/Katzenmeier/Steinhilper (Hrsg.): Heidelberger Kommentar Arztrecht Krankenhausrecht Medizinrecht - HK-AKM; 1710 Facharztbezeichnung, Grundwerk mit 55. Ergänzungslieferung, Verlag C.F. Müller, Heidelberg, München u.a., August 2014

Heuss, Theodor: Organisationsprobleme der freien Berufe, in: Festschrift für Brentano 1916, S. 237 (in: Joachim Merz: Die Freien Berufe – Laudatio zur Verleihung der Ehrendoktorwürde des Fachbereiches Wirtschafts- und Sozialwissenschaften der Universität Lüneburg an Prof. J. F. Volrad Deneke 1996)

Hirsch, Günter: Die Europäisierung der freien Berufe, Deutsche Notar-Zeitschrift DNotZ 2000, 729 <https://beck-online.beck.de/?vpath=bibdata/zeits/dnotz/2000/cont/dnotz.2000.729.1.htm&pos=0&hlwords=freie%c3%90berufe%c3%90+freie%2cberufe+%c3%90+frei+%c3%90+beruf+#xhlhit> [accessed 21 April 2015]

Hoffmann, Ulrich: Neue Bundesstatistik über Krankenhäuser, Grundlage zum Aufbau eines statistischen Krankenhausinformationssystems, Statistisches Bundesamt, Sonderdruck aus Wirtschaft und Statistik 10/1990

Hollmann, Jens und Birgit Schröder: Ärztliche Direktoren: Keine zahnlosen Tiger, Deutsches Ärzteblatt 107, Heft 26 vom 02.07.2010, S. A 1327 – A 1328

Homer: Ilias 15. - 19. Gesang, DigBib.Org - Die freie digitale Bibliothek <http://www.digbib.org/Homer_8JHvChr/De_Ilias?k=F%FCnfzehnter+Gesang> [accessed 17 May 2015]

Hoppe, J.-D., Seebohm, A., Rompf, T. in: Prütting, Dorothea (Hsrg.): Fachanwaltskommentar Medizinrecht,3. Auflage, Luchterhand Verlag 2014; § 1 BÄO Der ärztliche Beruf <https://shop.wolterskluwer.de/wkd/detail/fachanwaltskommentar-medizinrecht,978-3-472-08547-8,luchterhand,55584/> [accessed 1 March 2015]

Hörle, Boris und Steinmeister, Martin in: Wenzel (Hrsg.): Handbuch des Fachanwalts Medizinrecht, 3. Auflage 2013, Luchterhand Verlag; Kapitel 13 - Arbeitsrecht im Krankenhaus und in der Arztpraxis

Horn, Werner, Marburger Bund Bayern: Chefarztverträge / Kollegialsysteme, Email vom 10.03.2015

Hufen, Friedhelm: Berufsfreiheit - Erinnerung an ein Grundrecht, NJW 1994, 2913 <https://beck-online.beck.de/?vpath=bibdata/zeits/njw/1994/cont/njw.1994.2913.1.htm&pos=5&hlwords=freie%c3%90berufe%c3%90+freie%2cberufe+%c3%90+frei+%c3%90+beruf+#xhlhit> [accessed 21 April 2015]

Hufen, Friedhelm: Inhalt und Einschränkbarkeit vertragsärztlicher Grundrechte, Medizinrecht MedR 196, Heft 9, S. 394 - 403

Hunold, Wolf: Die Rechtsprechung zum Direktionsrecht des Arbeitgebers, NZA-RR 2001, 337 - Beck-Online <https://beck-online.beck.de/?typ=reference&y=300&b=2001&n=1&s= 337&z=NZA-RR> [accessed 28 February 2015]

Hüttl, Peter Ernst: Arbeitsrecht in Krankenhaus und Arztpraxis, Berlin: MWV, Med.-Wiss. Verl.-Ges. 2011

Igl, Gerhard und Welti, Felix (Hrsg.): Gesundheitsrecht - Eine Einführung, 2., neu bearbeitete Auflage 2014, Verlag Franz Vahlen München

IHK Berlin: Abgrenzung Gewerbe und freier Beruf - Dokument Nr. 50458 vom 11.03.2014 <http://www.ihk-berlin.de/blob/bihk24/recht_und_steuern/downloads/2253216/8fd2ba8440c8aa1d796265598f42189f/Abgrenzung-Gewerbe-und-freier-Beruf-data.pdfom> [accessed 16 February 2015]

Jachertz, Norbert: 1989/2009 – 20 Jahre deutsche Einheit: „Annäherung auf günstigerem Niveau", Deutsches Ärzteblatt 106 Heft 45 vom 26.11.2009, Themen der Zeit, S. A-2236 – A-2237 <http://www.aerzteblatt.de/archiv/66631/1989-2009-20-Jahre-deutsche-Einheit-Annaeherung-auf-guenstigerem-Niveau> [accessed 14 April 2015]

Janda, Constanze: Medizinrecht, 2. Auflage 2013, UVK Verlagsgesellschaft mbH, Konstanz und München

Janssens, Uwe e.a.: Therapiezieländerung und Therapiebegrenzung in der Intensivmedizin - Positionspapier der Sektion Ethik der DIVI (Stand 2012) <http://www.divi.de/images/Dokumente/Empfehlungen/Therapiezielaenderung/Positionspapier_Ethik_2012.pdf>

Jungbecker, Rolf: Der medizinische Standard als Rechtsbegriff, Schriftenreihe Medizinrecht: Die Budgetierung des Gesundheitswesens - Wo bleibt der medizinische Standard? Springer-Verlag Berlin Heidelberg New York 1997

Kämmerer, Jörn Axel: Die Zukunft der freien Berufe zwischen Deregulierung und Neuordnung, NJW-Beil. 2010, 105 <https://beck-online.beck.de/?vpath=bibdata/zeits/njw-beil/2010/cont/njw-beil.2010.105.1.htm&pos=2&hlwords=freie%c3%90berufe%c3%90+freie%2cberufe+%c3%90+frei+%c3%90+beruf+#xhlhit> [accessed 21 April 2015]

Kant, Immanuel: "Aufklärung ist der Ausgang des Menschen aus seiner selbst verschuldeten Unmündigkeit. Unmündigkeit ist das Unvermögen, sich seines Verstandes ohne Leitung eines Anderen zu bedienen. Selbstverschuldet ist diese Unmündigkeit, wenn die Ursache derselben nicht am Mangel des Verstandes, sondern der Entschließung und des Mutes liegt, sich seiner ohne Leitung eines anderen zu bedienen. ‚Sapere Aude! Habe Mut, dich deines eigenen Verstandes zu bedienen!' ist also der Wahlspruch der Aufklärung." Beantwortung der Frage: Was ist Aufklärung? Berlinische Monatsschrift, 1784, 2, S. 481 – 494

KBV und GKV-Spitzenverband: Vereinbarung über die Delegation ärztlicher Leistungen an nichtärztliches Personal in der ambulanten vertragsärztlichen Versorgung gemäß § 28 Abs. 1 S. 3 SGB V vom 1. Oktober 2013 zwischen der Kassenärztliche Bundesvereinigung, K.d.ö.R., Berlin und dem GKV-Spitzenverband, K.d.ö.R., Berlin <https://www.aok-gesundheitspartner.de/imperia/md/gpp/bund/arztundpraxis/vertraege/bv_arzt_bmv_anl24.pdf> [accessed 1 May 2015]

Kern, Bernd-Rüdiger in: Laufs/Kern: Handbuch des Arztrechts, 4. Auflage 2010, C.H. Beck, München; § 3 Die Freiheit des ärztlichen Berufs Rn. 1 - 25, <https://beck- online.beck.de/Default.aspx?vpath=bibdata/komm/LauKeHdbArztR_4/cont/LauKeHdbArztR.3.htm> [accessed 1 May 2015]

Kern, Bernd-Rüdiger in: Laufs/Kern: Handbuch des Arztrechts, 4. Auflage 2010, C.H. Beck, München; § 45 Die Pflicht des Arztes zur persönlichen Leistung <https://beck-online.beck.de/Default.aspx?vpath=bibdata/komm/LauKeHdbArztR_4/cont/LauKeHdbArztR.45.glII.gl1.htm> [accessed 1 May 2015]

Kern, Bernd-Rüdiger: Behandlungsfehler, Der Arzt und sein Recht, 1995, Heft 6, S. 3 - 14

Kilian, Matthias in: Hsrg: Prütting, Dorothea: Fachanwaltskommentar Medizinrecht, 3. Auflage 2014, Luchterhand Verlag; § 23 MBOÄ Ärztinnen und Ärzte im Beschäftigungsverhältnis

Kleine-Cosack, Michael: Freiberufsspezifische Werbeverbote vor dem Aus, NJW 2010, 1921 <https://beck-nline.beck.de/?vpath=bibdata/zeits/njw/2010/cont/njw.2010.1921.1.htm&pos=6&hlwords=freie%c3%90berufe%c3%90+freie%2cberufe+%c3%90+frei+%c3%90+beruf+#xhlhit> [accessed 21 April 2015]

Kluth, Winfried: Zukunft der freien Berufe: Chancen auch in der globalisierten Welt, Deutsches Ärzteblatt 104, Heft 48 vom 30.11.2007, S. A 3314 <http://www.aerzteblatt.de/archiv/57769/Zukunft-der-Freien-Berufe-Chancen-auch-in-der-globalisierten-Welt?src=search> [accessed 26 April 2015]

Koch (Hrsg.), Ulrich, begründet von Schaub, Günther: Arbeitsrecht von A-Z, Beck Rechtsberater, 19., überarbeitete Auflage 2014, Deutscher Taschenbuch Verlag

Krause, Rüdiger: Arbeitsrecht, 3. Auflage 2015, Nomos, Baden-Baden

Krieger, Gerd in: Rieger/Dahm/Katzenmeier/Steinhilper (Hrsg.): Heidelberger Kommentar Arztrecht Krankenhausrecht Medizinrecht - HK-AKM, Grundwerk mit 55. Ergänzungslieferung, Verlag C.F. Müller, Heidelberg, München u.a., August 2014; 760 Behandlungsfreiheit

Krocker, Karolin: Handbuch Arbeitsrecht: Chefarzt, www.hensche.de, 2014 <http://www.hensche.de/Chefarzt_Arbeitsrecht_Chefarzt.html> [accessed 26 February 2015]

Landesärztekammer Baden-Württemberg: Schweigepflicht und Datenschutz - Informationen für Ärztinnen, Ärzte, Psychotherapeutinnen, Psychotherapeuten, 2014 <https://www.aerztekammer-de/10aerzte/40merkblaetter/10merkblaetter/datenschutz.pdf> [accessed 1 May 2015]

Langner, Sören: Ärzte auf Zeit - Risiken und Nebenwirkungen, Vortrag vom 10.11.2010 auf dem 44. Berliner Krankenhausseminar, Berlin <http://www.bks.tu-berlin.de/fileadmin/fg241/Berliner_Krankenhaus-Seminar/WS_1011/Langner_101110.pdf> [accessed 28 February 2015]

Laufs, Adolf: Zur Freiheit des Arztberufs, in Festschrift für Erwin Deutsch, Carl Heymanns Verlag KG, Köln, Berlin. Bonn, München, 1999

Laufs, Adolf und Kern, Bernd-Rüdiger: Handbuch des Arztrechts, 4. Auflage 2010, Verlag C.H. Beck, München

Linck, Rüdiger in: Schaub: Arbeitsrechts-Handbuch, Verlag C. H. Beck, München, 2013; Grundsätze des Weisungsrechts (Direktionsrechts) § 45. Arbeitspflicht Rn 13 - 21 - Beck-Online <https://beck-online.beck.de/Default.aspx?vpath=bibdata/komm/ SchaubArbRHdb_15/cont/SchaubArbRHdb.glsect45.glIII.htm> [accessed 2 March 2015]

Lippert, Hans-Dieter in: Ratzel/Lippert: Kommentar zur Musterberufsordnung der deutschen Ärzte (MBO), 5. Auflage 2010, Springer Heidelberg Dordrecht London New York 2010; Zu § 1 Aufgaben der Ärztinnen und Ärzte

Lippert, Hans-Dieter in: Ratzel/Lippert: Kommentar zur Musterberufsordnung der deutschen Ärzte (MBO), 5. Auflage 2010, Springer Heidelberg Dordrecht London New York 2010; Zu § 2 Allgemeine ärztliche Berufspflichten

Lippert, Hans-Dieter und Kern, Bernd-Rüdiger: Arbeits- und Dienstrecht der Krankenhausärzte von A - Z, 2. Auflage 1993, Springer-Verlag, Berlin, Heidelberg u.a.

Lipp, Volker in: Laufs/Katzenmeier/Lipp: Arztrecht, 6. Auflage 2009, Verlag C. H. Beck, München; II. Ärztliches Berufsrecht

Lücke, Oliver: Die Hierarchie des ärztlichen Dienstes im Spannungsfeld von Direktionsrecht und freiem Beruf, Regensburg, 1994

Marburger Bund: Kollegialsystem im Krankenhaus, 1981

Marschall, Ursula und L'hoest, Helmut in: BARMER GEK Gesundheitswesen aktuell 2014, Beiträge und Analysen: TAVI – Einsatz der neuen Intervention in der Kardiologie. Ökonomischer Anreiz oder bessere medizinische Versorgung? S. 270 – 291

Martis, Rüdiger und Winkhart-Martis, Martina: Arzthaftungsrecht, 4. Auflage 2014, Verlag Dr. Otto Schmidt, Köln

Merz, Joachim: Die freien Berufe - Laudatio zur Verleihung der Ehrendoktorwürde des Fachbereiches Wirtschafts- und Sozialwissenschaften der Universität Lüneburg an Prof. J. F. Volrad Deneke, 1996

Michalski, Lutz: Arbeitsrecht, 7. Auflage 2008, C. F. Müller Verlag, Heidelberg

Michalski, Lutz: Der Begriff des freien Berufs im Standes und im Steuerrecht, Deutscher Ärzte-Verlag, Köln 1989 <http://www.abebooks.co.uk/book-search/title/der-begriff-des-freien-berufs-im-standes-und-im-steuerrecht/author/michalski-lutz/> [accessed 9 June 2015]

Mitsdierlidi, Alexander: Deutsche Mayo-Klinik sozial, DIE ZEIT Archiv, Ausgabe 10/1967, 1967 <http://www.zeit.de/1967/10/deutsche-mayo-klinik-sozial> [accessed 1 March 2015]

Möller, Karl-Heinz: Der im zugelassenen Medizinischen Versorgungszentrum (MVZ) angestellte Arzt, GesR - Gesundheitsrecht 11/2004, S. 456 - 464 <http://www.wiso-net.de:443/document/GHR_GESR.2004.11.A.02> [accessed 1 March 2015]

Müller, N. H.: Facharztstandard, Der Urologe, Band 41, Nr. 1 vom Februar 2001, S. 8 -10, Springer-Verlag <http://link.springer.com/article/10.1007%2Fs001310050464> [accessed 23 May 2015]

Narr, Helmut, fortgeführt von Hübner, Marlis: Ärztliches Berufsrecht, 22. Ergänzungslieferung vom Mai 2014, Band 2, Deutscher Ärzteverlag Köln

Nölling, Torsten: Es bleibt dabei: Leitlinien sind nicht rechtlich verbindlich, GMS, Mitteilungen aus der AMWF, Jahrgang 11, Dokument 6 vom 10.10.2014 <http://www.egms.de/static/en/journals/awmf/2014-11/awmf000295.shtml> [accessed 13 June 2015]

Nunius, Volker: Die ärztliche Weiterbildung im Krankenhaus; Arzt-, Krankenhaus- und Gesundheitsrecht, Hrsg. von Gitter, W. Und Heinze, M., Carl Heymanns Verlag KG, Köln, Berlin. Bonn, München, 1983

Oberlander, Willi (Projektleiter) et. al.: Berufsbild und Autonomie von Ärztinnen und Ärzten - Sowiport, ein Forschungsprojekt im Auftrag der Ludwig-Sievers-Stiftung, Köln: Deutscher Ärzte-Verlag, 2008. 118 S. (Institut für Freie Berufe, Nürnberg (Hrsg.) <http://sowiport.gesis.org/search/id/iab-litdok-K090225F07> [accessed 1 May 2015]

Osmialowski, Christoph: Personalmangel im Krankenhaus: Arbeiten auf dem Pulverfass, Deutsches Ärzteblatt 112, Heft 14 vom 03.04.2015, S. 2 - 4 <http://www.aerzteblatt.de/archiv/169055/Personalmangel-im-Krankenhaus-Arbeiten-auf-dem-Pulverfass> [accessed 20 April 2015]

Österreichisches Bundesministerium für Gesundheit und Frauen: Stellungnahme zu Fachaufsicht und Weisungsrecht von Klinischen Psychologen, Gesundheitspsychologen und Psychotherapeuten <http://www.boep.or.at/fileadmin/editor_upload/fachsektionen/klinges/weisungsgebundenheit.pdf> [accessed 1 March 2015]

Papst Paul VI.: Ingravescentem Aetatem - Lettera apostolica in forma di motu proprio con la quale viene definita l'età dei cardinali in relazione al loro ufficio, 1970 <http://w2.vatican.va/content/paul-vi/it/motu_proprio/documents/hf_p-vi_motu-proprio_19701120_ingravescentem.html> [accessed 13 April 2015]

Peschek, Silke und Menzel, Karl-Dieter: Weiterbildung: Vorgaben kennen, Probleme vermeiden - Ärztekammer Nordrhein, Rheinisches Ärzteblatt, Oktober 2010 <http://www.aekno.de/page.asp?pageId=8528&noredir=True> [accessed 1 March 2015]

PKV - Verband der privaten Krankenversicherungen e.V., 'Musterbedingungen 2009 Für Die Krankheitskosten- Und Krankenhaustagegeldversicherung (MB/KK 2009)' <http://www.pkv.de/service/broschueren/musterbedingungen/mb-kk-2009.pdb.pdf> [accessed 3 March 2015]

Porten, Stephan: Grundlagen und Grenzen der Leistungserbringung durch Honorarärzte, Springer-Verlag Berlin Heidelberg, 2014 <http://www.springer.com/gp/book/9783642382697> [accessed 1 March 2015]

Preis, Ulrich in: Erfurter Kommentar zum Arbeitsrecht, BGB § 611 Rn 220 ff, C.H. Beck, München, 15. Auflage 2015 <https://beck-online.beck.de/?typ=reference&y=400&g=BGB&p=127&w=ErfKoArbR&rn=10> [accessed 22 June 2015]

Quaas, Michael in: Quaas/Zuck/Clemens: Medizinrecht. Öffentliches Medizinrecht – Pflegeversicherungsrecht – Arzthaftpflichtrecht – Arztstrafrecht, 3. Auflage 2014, Verlag C. H. Beck, München, 1. Abschnitt: Die Ärzte (Allgemein)

Quaas, Michael: Zur Berufsfreiheit des Freiberuflers, insbesondere der Ärzte, Medizinrecht MedR 2001, Heft 1, S. 34 - 37 <http://link.springer.com/article/10.1007/s003500000283> [accessed 1 March 2015]

Quaas, Michael, Zuck, Rüdiger und Clemens, Thomas: Medizinrecht. Öffentliches Medizinrecht – Pflegeversicherungsrecht – Arzthaftpflichtrecht – Arztstrafrecht, 3. Auflage 2014, Verlag C. H. Beck, München

Raidt, Holger: Entwicklung des Weiterbildungswesens von 1947 bis 1997 in: 50 Jahre Ärztekammer Westfalen-Lippe; Ärztekammer Westfalen-Lippe, August 1997

Ratzel, Rudolf in: Ratzel/Lippert: Kommentar zur Musterberufsordnung der deutschen Ärzte (MBO), 5. Auflage 2010, Springer Heidelberg Dordrecht London New York 2010; Zu § 23 Ärztinnen und Ärzte im Beschäftigungsverhältnis

Ratzel, Rudolf und Knüpper, Peter in: Ratzel/Luxenburger: Handbuch Medizinrecht, 2. Auflage 2011, Deutscher Anwaltverlag; § 5 Berufsrecht der Gesundheitsberufe

Rehborn, Martin in: Prütting, Dorothea (Hrsg.): Fachanwaltskommentar Medizinrecht, 3. Auflage 2014, Luchterhand Verlag; § 1 MBOÄ Aufgaben der Ärztinnen und Ärzte

Rehborn, Martin: Verfahrensregelungen und prozessuale Besonderheiten im Arzthaftungsrecht, Vorlesung an der DIU Dresden am 07./08.11.2014

Renzelmann, Claus: Vorlesungsskript Medizinrecht - 2. Sitzung (Stand 2007), für Medizinrecht an der FOM - University of Applied Sciences in Essen und Neuss <http://www.advok.de/anwaelte/claus-renzelmann> [accessed 2 March 2015]

Richardi, Reinhard: Münchener Handbuch zum Arbeitsrecht, Verlag C.H. Beck München 2009

Ricken, Oliver in: Huster, Kaltenborn (Hrsg.): Krankenhausrecht – Praxishandbuch zum Recht des Krankenhauswesens, 1. Auflage 2010, Verlag C.H. Beck, München; § 11 Recht des Krankenhauspersonalwesens

Rieger, Hans-Jürgen: Ärztliche Entscheidungsfreiheit im Krankenhaus – Die Berufsfreiheit nach der Bundesärzteordnung <https://www.thieme-connect.de/products/ejournals/abstract/10.1055/s-0029-1236124>
[accessed 2 March 2015]

Rieger, Hans-Jürgen: Lexikon des Arztrechts, Walter de Gruyter, Berlin, New York, 1984

Rieger, Hans-Jürgen: Was darf der Krankenhausträger am Arbeitsvertrag eines Oberarztes ändern? Deutsche Medizinische Wochenschrift 2001; 126(10), S. 283 - 284 <https://www.thieme-connect.de/products/ejournals/abstract/10.1055/s-2001-11755>
[accessed 2 March 2015]

Rux, Johannes: Das Remonstrationsrecht. Eine Tradition des liberalen Rechtsstaats? Beamte Heute, März 1992, S. 10 - 14

Scheler, Fritz: Von der Unabhängigkeit des Arztes und über die Arzt-Patienten-Beziehung, in Festschrift für Erwin Deutsch, Carl Heymanns Verlag KG, Köln, Berlin, Bonn, München, 1999

Schelling, Philip in: Spickhoff: Medizinrecht, Beck'sche Kurzkommentare, 2. Auflage 2014, C.H. Beck, München; zu BOÄ 50. Bundesärzteordnung

Schell, Werner: Weisungs- und Direktionsrecht in der Pflege – immer wieder in der Diskussion, Intensiv 2009; 17(2), S. 92 - 95, Georg Thieme Verlag KG Stuttgart · New York <https://www.thieme-connect.de/products/ejournals/abstract/10.1055/s-0028-1109081>
[accessed 2 March 2015]

Schirmer, Horst Dieter in: Wenzel (Hrsg.): Handbuch des Fachanwalts Medizinrecht, 3. Auflage 2013, Luchterhand Verlag; Kapitel 9 - Berufsrecht der Heilberufe

Schiwy, Peter: Deutsches Arztrecht - Kommentar der Bundesärzteordnung und Sammlung des Medizinalrechts, 116. Ergänzungslieferung vom August 2013, Luchterhand Verlag

Schneider, Frank: Ärztemangel in Deutschland – ist der Arztberuf als solcher noch attraktiv? Der Nervenarzt 1/2010, S. 114 - 116 <https://www.dgppn.de/junge-akademie/nachwuchs/aerztemangel.html>
[accessed 6 April 2015]

Scholl-Eickmann, Tobias: Inwieweit ist der Oberarzt an medizinische Weisungen des Chefarztes gebunden? CB ChefärzteBrief Leserforum, 2011 <http://www.iww.de/cb/recht/leserforum-inwieweit-ist-der-oberarzt-an-medizinische-weisungen-des-chefarztes-gebunden-f24306?keywords=Leserforum|||leserforum> [accessed 2 March 2015]

Scholz, Karsten in: Spickhoff Medizinrecht, Beck'sche Kurzkommentare, 2. Auflage 2014, C.H. Beck, München; 350. MBO (Muster-) Berufsordnung für deutsche Ärztinnen und Ärzte

Scholz, Rupert: in Maunz/Dürig: Grundgesetz-Kommentar, 73. Ergänzungslieferung 2014, C.H. Beck, München; GG Art. 12 Rn. 268 – 274 <https://beck-online.beck.de/?vpath=bibdata/komm/MaunzDuerigKoGG_72/GG/cont/MaunzDuerigKoGG.GG.a12.glVI.gl2%2Ehtm> [accessed 24 April 2015]

Schott, Lothar: Aortenklappenersatz - Abrechnungsbetrug im Krankenhaus, Hausarbeit zu Modul 4 vom 07.04.2015 im Rahmen des Masterstudiengangs „Medizinrecht", DIU, Dresden

Sewering, Hans Joachim: Der ärztliche Beruf: „... er ist seiner Natur nach ein freier Beruf", Deutsches Ärzteblatt 92, Heft 11 vom 17.03.1995, S. A 746 <http://www.aerzteblatt.de/archiv/82557/Der-aerztliche-Beruf-er-ist-seiner-Natur-nach-ein-freier-Beruf> [accessed 4 March 2015]

Spengler, Hannes: Einkommen und Arbeitszeiten junger Klinikärzte in Deutschland, Wochenbericht des DIW Berlin, Jahrgang 2005, S. 489 - 494 <http://web.archive.org/web/20070927011328/http://www.diw.de/deutsch/produkte/publikationen/wochenberichte/jahrgang05/index.jsp?wochenbericht_diw=wochenbericht_diw&mediennr=0043488&ausgabeformat=wwwpublbereich+d+detail> [accessed 7 April 2015]

Statistisches Bundesamt: Krankenhausstatistik 1970, Kohlhammer-Verlag Stuttgart und Mainz

Statistisches Bundesamt (Destatis): Angaben zur Krankenversicherung - Ergebnisse des Mikrozensus, Fachserie 13 Reihe 1.1 - 2011 <https://www.destatis.de/DE/PresseService/Presse/Pressemitteilungen/zdw/2013/PD13_016_p002.html> [accessed 10 May 2015]

Statistisches Bundesamt (Destatis): Gesundheitspersonal 2011, Fachserie 12, Reihe 7.3.1, 30.01.2013 <https://www.destatis.de/DE/Publikationen/Thematisch/Gesundheit/Gesundheitspersonal/Personal.html> [accessed 23 February 2015]

Statistisches Bundesamt (Destatis): Krankenhausbetten - Deutschland ist EU-Spitzenreiter, Europa in Zahlen <https://www.destatis.de/Europa/DE/Thema/BevoelkerungSoziales/Gesundheit/Krankenhausbetten.html> [accessed 15 April 2015]

Statistisches Bundesamt (Destatis): Staat & Gesellschaft - Krankenhäuser - Anzahl der Krankenhäuser, Betten und der Patientenbewegung 1991 bis 2013 <https://www.destatis.de/DE/ZahlenFakten/GesellschaftStaat/Gesundheit/Krankenhaeuser/Tabellen/KrankenhaeuserJahreOhne100000.html;jsessionid=2597594D7C04C357F78E11FC87E54335.cae4> [accessed 23 February 2015]

Statistisches Bundesamt: Krankenhausstatistik 1980, Kohlhammer-Verlag Stuttgart und Mainz

Statistisches Bundesamt: Zeitreihen Krankenhäuser, Arztstatistik 1991 - 2013, Email vom 06.10.2014

Steffen, Erich: Formen der Arzthaftung in interdisziplinär tätigen Gesundheitseinrichtungen, Medizinrecht MedR, 2006, Heft 2, 75 - 80 <http://link.springer.com/article/10.1007/s00350-005-1594-2> [accessed 4 March 2015]

Steffen, Erich und Pauge, Burkhard: Arzthaftungsrecht - Neue Entwicklungslinien der BGH-Rechtsprechung, RWS-Skript 137, 11. Auflage 2010, RWS Verlag Kommunikationsforum GmbH, Köln

Steiger, Ruedi: Kompetente Hilfe und Orientierung im Therapiedschungel <http://www.therapiedschungel.ch/> [accessed 17 May 2015]

Steiner, Udo in: Spickhoff: Medizinrecht, Beck'sche Kurzkommentare, 2. Auflage 2014, C.H. Beck, München; GG Art. 12 Berufsfreiheit Rn. 1-13 <https://beck-online.beck.de/?vpath=bibdata/komm/spickhoffkomedr_2/gg/cont/spickhoffkomedr.gg.a12.htm&pos=7&hlwords=arzt%c3%90freie%c3%90berufe%c3%90+arzt%2cfreie%2cberufe+%c3%90+arzt+%c3%90+frei+%c3%90+beruf+#xhlhit> [accessed 21 April 2015]

Steiner, Udo: Zur Lage des Arztes als freiem Beruf, in Medizin und Haftung. Festschrift für Erwin Deutsch zum 80. Geburtstag, Springer Berlin Heidelberg 2009

Stober, Rolf: Die Berufsfreiheit der freien Berufe, NJW 1981, 1529 <https://beck-online.beck.de/?vpath=bibdata/zeits/njw/1981/cont/njw.1981.1529.1.htm&pos=0&hlwords=arzt%c3%90freie%c3%90berufe%c3%90+arzt%2cfreie%2cberufe+%c3%90+arzt+%c3%90+frei+%c3%90+beruf+#xhlhit> [accessed 21 April 2015]

Taupitz, Jochen: Die GmbH als Organisationsform ambulanter heilkundlicher Tätigkeit, NJW 1992, 2317 <https://beck-online.beck.de/default.aspx?typ=reference&y=300&b=1992&n=1&s=2317&z=NJW> [accessed 5 March 2015]

Taupitz, Jochen: Die Standesordnungen der freien Berufe - Geschichtliche Entwicklung, Funktionen, Stellung im Rechtssystem, Walter de Gruyter, Berlin, New York, 1991

Taupitz, Jochen: Zur Verfassungswidrigkeit des Verbots, ärztliche Praxen in Form einer juristischen Person des Privatrechts zu führen, NJW 1996, 3033 - 3104 <https://beck-online.beck.de/default.aspx?typ=reference&y=300&b=1996&n=1&s=3033&z=NJW> [accessed 5 March 2015]

Thomae, Heike in: Weth/Thomae/Reichold: Arbeitsrecht im Krankenhaus, 2., neu bearbeitete Auflage 2011, Verlag Dr. Otto Schmidt, Köln; Organisationsstrukturen im Krankenhaus

Thust, Wolfdieter: Ärztliche Versorgung in Deutschland, Ergebnisse der Ärztestatistik zum 31. Dezember 1996, Deutsches Ärzteblatt 94, Heft 19 vom 9. Mai 1997, Supplement

Toppe, Andreas: Die Wiedererrichtung der ärztlichen Standesvertretung in Bayern nach dem zweiten Weltkrieg, Bayerische Landesärztekammer 1997

Triepel, Heinrich: Staatsdienst und staatlich gebundener Beruf, in Festschrift für Binding, Leipzig, Engelmann, 1911

TV-Ärzte Helios/Rhön: Tarifvertrag für Ärztinnen und Ärzte in den von Helios übernommenen Kliniken der Rhön-Klinikum AG im Geltungsbereich des TV-Ärzte RKA vom 01.07. 2014

TV-Ärzte/TdL: Tarifvertrag für Ärztinnen und Ärzte an Universitätskliniken vom 30. Oktober 2006 in der Fassung des Änderungstarifvertrages Nr. 4 vom 11. April 2013 (Stand: 1. März 2013)

TV-Ärzte/VKA: Tarifvertrag für Ärztinnen und Ärzte an kommunalen Krankenhäusern im Bereich der Vereinigung der kommunalen Arbeitgeberverbände vom 17. August 2006 in der Fassung des Änderungstarifvertrags Nr. 4 vom 6. März 2013 (Stand: 1. April 2013)

Ulsenheimer, Klaus: Arztstrafrecht in der Praxis, 5. Auflage 2015, C. F. Müller Verlag, Heidelberg, München u.a.

Vera, Antonio und Hucke, Desdemona: Managementorientierung von Krankenhausärzten und hierarchischer Status - eine empirische Analyse, DBW - Die Betriebswirtschaft 04/2009, S. 479 <https://www.wiso-net.de/toc_list/DBW/2009/DT%3D20090801/Heft%2B4%2B%252F%2B2009/DBW#documentLayer.DBW__080901004> [accessed 4 March 2015]

Vilmar, Karsten: Nicht das Gesundheitswesen, die Gesundheitspolitik ist krank, S. 217 - 229, in Günter Heiß: Wie krank ist unser Gesundheitswesen? Das Gesundheitswesen in Deutschland und Europa an der Schwelle zum 21. Jahrhundert, Thomas Merz Verlag, 2000, Mainz <https://books.google.de/books?id=gzc4SqaFWBkC&pg=PA223&lpg=PA223&dq=leitende+%C3%A4rzte+1960+krankenhaus&source=bl&ots=U3bZgPMLMi&sig=kx2kOPkprWrbkXeZrs4yBs7vzCw&hl=de&sa=X&ei=eE4tVcCkElbnywPF6YCgCw&ved=0CEwQ6AEwBw#v=onepage&q=leitende%20%C3%A4rzte%201960%20krankenhaus&f=true> [accessed 14 April 2015]

Wagener, Andreas: Therapiefreiheit - Wirtschaftlichkeitgebot - Direktionsrecht, Das Krankenhaus 9/2005, S. 772 - 774 <https://www.wiso-net.de/toc_list/KH#documentLayer.KH__dk-12-2014-art-001> [accessed 4 March 2015]

Weber, Max: Wirtschaft und Gesellschaft - Grundriß der verstehenden Soziologie, 1922 <http://www.textlog.de/7353.html> [accessed 4 June 2015]

Weidmann, Reiner: Rituale im Krankenhaus, 2. Auflage, Ullstein Mosby, 1996

Weiß, Wolfgang: Der Vertragsarzt zwischen Freiheit und Bindung, Neue Zeitschrift für Sozialrecht NZS 2005, 67 <https://beck-online.beck.de/?vpath=bibdata/zeits/nzs/2005/cont/nzs.2005.67.1.htm&pos=4&hlwords=arzt%c3%90freie%c3%90berufe%c3%90+arzt%2cfreie%2cberufe+%c3%90+arzt+%c3%90+frei+%c3%90+beruf+#xhlhit> [accessed 21 April 2015]

Welisch, Stefan: Oberstes Gebot: Wechselseitiger Respekt, Deutsches Ärzteblatt 2001, Heft 33 vom 17.08.2001, S. A2100

Welti, Felix: Der sozialrechtliche Rahmen ärztlicher Therapiefreiheit, Vortrag vom 23.09.2005 auf dem 6. Deutscher Medizinrechtstag der Stiftung Gesundheit: Die Verteidigung der Therapiefreiheit, Köln, 2005

Wern, Sigurd in: Luxenburger/Prütting/Weth (Hrsg): Saarbrücker Schriften zum Medizinrecht, Verlag Alma Mater, Saarbrücken, 2005; Die arbeitsrechtliche Stellung des leitenden Krankenhausarztes

Wienke, Albrecht: Der Facharztstandard im Spiegel der Rechtsprechung, Der Urologe, Band 42, Nr. 6 vom Dezember 2002, S. 530 - 531, Springer-Verlag <http://link.springer.com/article/10.1007%2Fs00131-002-0275-y> [accessed 23 May 2015]

Wollersheim, Ulrike in: Terbille/Clausen/Schroeder-Printzen: Münchener Anwalts-Handbuch Medizinrecht, 2. Auflage 2013, Verlag C. H. Beck, München; § 5 Das ärztliche Berufsrecht

Zimmerling, Wolfgang in: Weth/Thomae/Reichold: Arbeitsrecht im Krankenhaus, 2., neu bearbeitete Auflage 2011, Verlag Dr. Otto Schmidt, Köln; Der ärztliche Dienst

Zimmermann, Achim: Voraussetzungen der Partnerschaft in: Michalski/Römermann (Hrsg.): Kommentar zum Partnerschaftsgesellschaftsgesetz, 4. Auflage 2014, RWS Verlag Kommunikationsforum GmbH, Köln

Zuck, Rüdiger in: Quaas/Zuck/Clemens: Medizinrecht. Öffentliches Medizinrecht – Pflegeversicherungsrecht – Arzthaftpflichtrecht – Arztstrafrecht, 3. Auflage, Verlag C. H. Beck, München, 2014; § 13 Grundzüge des Ärztlichen Berufsrechts <https://beck-online.beck.de/Default.aspx?WORDS=Quaas&BTSEARCH.X=42&SOURCE=suggest&ST=1-107-107-107-20-0-std-quaas+zuck&FILTER=staxrechtsgebiet0%3a%22OeR%22%7cspubtyp0%3a%22buch%22%7cspub0%3a%22Zuck%2c+Verfassungsbeschwerde%22> [accessed 1 March 2015]

Zuck, Rüdiger: Der Standort der besonderen Therapierichtungen im deutschen Gesundheitswesen, Neue Juristische Wochenschrift, 1991, S. 2933 – 2937

Zuck, Rüdiger: Die Berufsfreiheit der freien Berufe, Neue Juristische Wochenschrift 2001, S. 2055 <https://beck-online.beck.de/Default.aspx?vpath=bibdata/zeits/njw/2001/cont/njw.2001.2055.1.htm&pos=9&hlwords=Einheitlichkeit%c3%90Arztberuf%c3%90+einheitlichkeit%2carztberuf+%c3%90+einheitlich+%c3%90+arztberuf+#xhlhit> [accessed 27 February 2015]

Verzeichnis verwendeter Entscheidungen

ArbG Gelsenkirchen 1 GA 45/96, Beschluss vom 20.12.1996, *Therapiewahl kann nicht von haushaltsrechtlichen Gründen abhängig gemacht werden.* MedR 1997, Heft 5, S. 224

ArbG Mainz 5 Ca 283/95, Urteil vom 06.07.1995, *Ärzte, Weisungsrecht des Arbeitgebers*, BeckRS 1995, 30755567 - Beck-Online <https://beck-online.beck.de/Default.aspx?vpath=bibdata/ents/urteile2/lfg04/1995/cont/beckrs_1995_30755567.htm&pos=0&lasthit=true&hlwords=#xhlhit> [accessed 27 February 2015]

ArbG Rostock 1 Ca 1639/07, Urteil vom 15.01.2008, *Arbeitsverhältnis, Eingruppierung, Tarifverträge, Funktionsoberarzt* <https://beck-online.beck.de/Default.aspx?vpath=bibdata/ents/beckrs/2010/cont/beckrs.2010.69417.htm&pos=0&hlwords=funktionsoberarzt%c3%90+funktion+%c3%90+oberarzt+#xhlhit> [accessed 13 April 2015]

BAG 2 AZR 255/60, Urteil vom 27.07.1961 (München), *Rechtliche Würdigung des Beschäftigungsverhältnisses eines Chefarztes*, NJW 1961, 2085 - Beck-Online <https://beck-online.beck.de/Default.aspx?vpath=bibdata/zeits/njw/1961/cont/njw.1961.2085.2.htm&pos=0> [accessed 1 March 2015]

BAG 6 AZR 476/89, Urteil vom 19.12.1991, *Oberärztin - Assistenzarzttätigkeiten*, BeckRS 1991, 30917216 - Beck-Online <https://beck-online.beck.de/Default.aspx?vpath=bibdata/ents/urteile2/lfg05/1991/cont/beckrs_1991_30917216.htm&pos=0&hlwords=Assistenzarztt%26%23228%3btigkeiten%c3%90Assistenzarztt%c3%a4tigkeiten%c3%90+assistenzarzt+%c3%90+taetigkeit+#xhlhit> [accessed 28 February 2015]

BAG 7 ABR 61/06, Beschluss vom 10.10.2007, *Einstellungs- und Entlassungskompetenz als Kriterium für den Status des «leitenden Angestellten»* <https://beck-online.beck.de/Default.aspx?vpath=bibdata/zeits/fdarbr/2008/252871.htm&pos=0&hlwords=#xhlhit> [accessed 14 April 2015]

BAG 4 AZR 841/08, Urteil vom 09.12.2009 (2. Instanz: LAG Düsseldorf), *TVG § 1 Tarifverträge: Arzt Nr. 6*, - Beck-Online <https://beck-online.beck.de/Default.aspx?vpath=bibdata/zeits/ap/tvg/cont/ap.tvg.1.tarifvertraegearzt.6.htm&pos=0&hlwords=#xhlhit> [accessed 27 February 2015]

BAG 4 AZR 836/08, Urteil vom 09.12.2009 (2. Instanz: LAG Rheinland-Pfalz), *TVG § 1 Tarifverträge: Arzt Nr. 5*, - Beck-Online <https://beck-online.beck.de/Default.aspx?vpath=bibdata/zeits/ap/tvg/cont/ap.tvg.1.tarif vertraegearzt.5.htm&pos=0&hlwords=#xhlhit> [accessed 27 February 2015]

BAG 7 ABR 97/08, Beschluss vom 05.05.2010, *Chefarzt ist nicht automatisch leitender Angestellter* <https://beck-online.beck.de/Default.aspx?vpath=bibdata/zeits/fdarbr/2010/306833.htm &pos=0&hlwords=#xhlhit> [accessed 14 April 2015]

BAG 4 AZR 149/09, Urt. v. 22.09.2010 (LAG Köln, Urt. v. 12.11.2008, Aktenzeichen 9 Sa 666/08), *Eingruppierung als Oberarzt nach TV-Ärzte/VKA – Begriff des Arbeitsvorgangs*, NJOZ 2011, 1456 - Beck-Online <https://beck-online.beck.de/Default.aspx?vpath=bibdata/zeits/njoz/2011/cont/njoz.2011.1456.1.htm&pos=0&hlwords=#xhlhit> [accessed 27 February 2015]

BAG 4 AZR 670/09, Urt. v. 24.08.2011 (LAG Mecklenburg-Vorpommern, Urt. v. 22.07.2009 Aktenzeichen 2 Sa 262/08), *Eingruppierung als Oberärztin – geforderte Schwerpunkt- oder Zusatzweiterbildung*, NJOZ 2012, 1524 - Beck-Online <https://beck-online.beck.de/Default.aspx?vpath=bibdata/zeits/njoz/2012/cont/njoz.2012.1524.1.htm&pos=0&hlwords=#xhlhit> [accessed 27 February 2015]

BGH IV ZR 69/76 vom 30.11.1977, *Versicherungsschutz für ambulante Heilbehandlung durch Krankenhaus*, NJW 1978, 589 - Beck-Online <https://beck-online.beck.de/default.aspx?typ=reference&y=300&b=1978&n=1&s=589&z=NJW> [accessed 25 February 2015]

BGH VI ZR 48/78, Urteil vom 20.02.1979 (KG), *Pflicht eines praktischen Arztes zu einem Hausbesuch*, NJW 1979, 1248 - Beck-Online <https://beck-online.beck.de/Default.aspx?vpath=bibdata/zeits/njw/1979/cont/njw.1979.1248.1.htm&pos=0&hlwords=#xhlhit> [accessed 27 May 2015]

BGH VI ZR 37/79, Urteil vom 22.04.1980 (Oldenburg), *Aufklärungspflicht des nicht operierenden Arztes*, NJW 1980, 1905 - Beck-Online <https://beck-online.beck.de/Default.aspx?vpath=bibdata/zeits/njw/1980/cont/njw.1980.1905.1.htm&pos=0&hlwords=#xhlhit> [accessed 27 February 2015]

BGH VI ZR 230/81, Urteil vom 27.09.1983 (Köln), *Rechtsproblematik der sogenannten Anfängeroperation,* NJW 1984, 655 - Beck-Online <https://beck-online.beck.de/Default.aspx?vpath=bibdata/zeits/njw/1984/cont/njw.1984.655.1.htm&pos=0&hlwords=#xhlhit> [accessed 27 February 2015]

BGH VI ZR 68/86, Urteil vom 10.02.1987 (Oldenburg), *Einsatz medizinischer Spezialkenntnisse zugunsten des Patienten*, NJW 1987, 1479 - Beck-Online <https://beck-online.beck.de/?typ=reference&y=300&b=1987&s=1479&z=NJW> [accessed 23 May 2015]

BGH VI ZR 238/86, Urteil vom 22.09.1987 (Karlsruhe), *Ärztliche Aufklärungspflicht über Behandlungsalternativen*, NJW 1988, 763 - Beck-Online <https://beck-online.beck.de/Default.aspx?typ=reference&y=300&b=1988&s=763&z=NJW> [accessed 23 May 2015]

BGH VI ZR 201/87, Urteil vom 08.03.1988 (Stuttgart), *Voraussetzungen für Annahme eines groben Behandlungsfehlers*, NJW 1988, 1511 - Beck-Online <https://beck-online.beck.de/?typ=reference&y=300&b=1988&n=1&s=1511&z=NJW> [accessed 23 May 2015]

BGH VI ZR 246/86, Urteil vom 26.04.1988 (Koblenz), *Pflichten einer ärztlichen Berufsanfängerin*, NJW 1988, 2298 - Beck-Online <https://beck-online.beck.de/Default.aspx?typ=reference&y=300&b=1988&s=2298&z=NJW> [accessed 24 May 2015]

BGH VI ZR 64/91, Urteil vom 10.03.1992 (Koblenz), *Darlegungs- und Beweislast bei Anfängeroperation ohne ausreichende fachärztliche Überwachung*, NJW 1992, 1560 - Beck-Online <https://beck-online.beck.de/Default.aspx?vpath=bibdata/zeits/njw/1992/cont/njw.1992.1560.1.htm&pos=0&hlwords=#xhlhit> [accessed 2 March 2015]

BGH VI ZR 67/93, Urteil vom 14.12.1993 (Frankfurt a. M.), *Medizinischer Sachverständiger im Arzthaftungsprozeß*, NJW 1994, 1596 - Beck-Online <https://beck-online.beck.de/?typ=reference&y=300&b=1994&n=1&s=1596&z=NJW> [accessed 23 May 2015]

BGH VI ZR 189/93, Urteil vom 29.11.1994 (Oldenburg), *Keine Festlegung des medizinischen Standards ohne Sachverständigengrundlage*, NJW 1995, 776 - Beck-Online <https://beck-online.beck.de/?typ=reference&y=300&b=1995&s=776&z=NJW> [accessed 23 May 2015]

BGH VI ZR 341/94, Urteil vom 21.11.1995 (Koblenz), *Sicherung der Behandlungsunterlagen durch Krankenhausträger*, NJW 1996, 779 - Beck-Online <https://beck-online.beck.de/?typ=reference&y=300&b=1996&n=1&s=779&z=NJW> [accessed 23 May 2015]

BGH VI ZR 321/98, Urteil vom 16.05.2000 (München), *Grob fehlerhaftes ärztliches Vorgehen bei Entbindung*, NJW 2000, 2737 - Beck-Online <https://beck-online.beck.de/?typ=reference&y=300&b=2000&n=1&s=2737&z=NJW> [accessed 23 May 2015]

BGH VI ZR 206/05, Urteil vom 07.11.2006 (OLG Schleswig), *Sicherstellung und Kontrolle der Risikoaufklärung bei Übertragung an nachgeordneten Arzt* <https://beck-online.beck.de/Default.aspx?typ=reference&y=300&b=2007&s=310&z=NJW-RR> [accessed 21 April 2015]

BGH VI ZR 57/07: Beschluss vom 28.03.2008, *Anhörungsrüge; Behandlungsfehler; Operation; Sachverständigengutachten*, BeckRS 2008, 07852 - Beck-Online <https://beck-online.beck.de/Default.aspx?vpath=bibdata/ents/urteile/2008/cont/beckrs_2008_07852.htm&pos=0&lasthit=true&hlwords=#xhlhit> [accessed 23 May 2015]

BGH I ZR 77/07 (OLG Celle) vom 29.07.2009, *Grenzen der berufsrechtlich zulässigen Werbung – EKW-Steuerberater*, NJW 2010, 1968 - Beck-Online <https://beck-online.beck.de/default.aspx?typ=reference&y=300&b=2010&n=1&s=1968&z=NJW> [accessed 10 May 2015]

BGH VI ZR 382/12 (OLG Braunschweig) vom 15.04.2014, *Handlungsanweisungen in Leitlinien ärztlicher Fachgremien und medizinischer Standard*, NJW-RR 2014, 1053 - Beck-Online <https://beck-online.beck.de/Default.aspx?vpath=bibdata/zeits/njw-rr/2014/cont/njw-rr.2014.1053.1.htm&pos=0&hlwords=#xhlhit> [accessed 13 June 2015]

BGH VI ZR 14/14, Urteil vom 21.10.2014, *Haftung des nicht operierenden Arztes wegen fehlerhafter Aufklärung*, NJW 2015, 477 - Beck-Online <https://beck-online.beck.de/Default.aspx?vpath=bibdata/zeits/njw/2015/cont/njw.2015.477.1.htm&pos=0&hlwords=#xhlhit> [accessed 27 February 2015]

BSG 14 a RKa 7/92, Urteil vom 08.09.1993, *Kunststofffüllung statt Amalgam – Richtlinien des Bundesausschusses*, NZS 1994, 125 - Beck-Online <https://beck-online.beck.de/Default.aspx?typ=reference&y=300&b=1994&s=125&z=NZS> [accessed 19 May 2015]

BSG B 1 KR 24/06 R, Urteil vom 07.11.2006. (LSG München), *Leistungspflicht der gesetzlichen Krankenversicherung bei lebensbedrohender Erkrankung - LITT* <https://beck-online.beck.de/default.aspx?printmanager=print&VPATH=bibdata%2Fzeits%2Fnjw%2F2007%2Fcont%2Fnjw.2007.1385.1.htm&ANKER=y-300-z-njw-b-2007-s-1385-n-*&DATE=00010101&mode=CurrentDoc&x=26&y=7> [accessed 1 May 2015]

BVerfG 1 BvR 596/56, Urteil vom 11.06.1958, *Niederlassungsfreiheit für Apotheker*, NJW 1958, 1035 - Beck-Online <https://beck-online.beck.de/default.aspx?typ=reference&y=300&b=1958&s=1035&z=NJW> [accessed 25 April 2015]

BVerfG 1 BvR 239/52, Beschluss vom 25.02.1960, *Pflichtmitgliedschaft bei der Bayer. Ärzteversorgung*, NJW 1960, 619 - Beck-Online <https://beck-online.beck.de/default.aspx?typ=reference&y=300&b=1960&n=1&s=619&z=NJW> [accessed 3 May 2015]

BVerfG 1 BvR 216/51, Urteil vom 23.03.1960, *Unvereinbarkeit des geltenden Kassenarztrechts mit dem GG*, NJW 1960, 715 - Beck-Online <https://beck-online.beck.de/Default.aspx?vpath=bibdata/zeits/njw/1960/cont/njw.1960.715.1.htm&pos=0&hlwords=kassenarzt%c3%90+kassenarzt+#xhlhit> [accessed 28 February 2015]

BVerfG 1 BvL 1, 4/61, Beschluss vom 23.07.1963, *Beteiligung von Krankenhausärzten an der kassenärztlichen Versorgung*, NJW 1963, 1667, 1669 <https://beck-online.beck.de/?typ=reference&y=300&b=1963&s=1668&z=NJW> [accessed 14 April 2015]

BVerfG 1 BvR 518/62 u. 308/64, Beschluss vom 09.05.1972, *Facharztbeschluss*, <https://beck-online.beck.de/default.aspx?typ=reference&y=300&b=1972&n=1&s=1504&z=NJW> [accessed 27 February 2015]

EuGH Rs. C 303/98, Urteil vom 03.10.2000, *Anwendung der Arbeitszeitrichtlinie auf Ärzteteams - Bereitschaftsdienst - Schichtarbeit* <https://beck-online.beck.de/Default.aspx?typ=reference&y=300&b=2000&s=1227&z=NZA> [accessed 7 April 2015]

EuGH C-267/99, Urteil vom 11.10.2001, *Zum Begriff des freien Berufes in Bezug auf den nationalen Mehrwertsteuersatz*, DStRE 2002, 112 - Beck-Online <https://beck-online.beck.de/Default.aspx?vpath=bibdata/zeits/dstre/2002/cont/dstre.2002.112.2.htm&pos=0&hlwords=freie%c3%90beruf%c3%90+freie%2cberuf+%c3%90+frei+%c3%90+beruf+#xhlhit> [accessed 1 March 2015]

LAG BW 8 Sa 118/72, Urteil vom 25.07.1973, *Bemühen um Patientensicherheit kein Kündigungsgrund*, FHOeffR 25 Nr. 9033 - Beck-Online <https://beck-online.beck.de/?vpath=bibdata/zeits/fhoeffr/25/cont/fhoeffr.25.gl4.gl2.gl6.gl5.9033.htm&pos=0> [accessed 31 May 2015]

LAG Hamm 16 Sa 76/05, Urteil vom 06.03.2006, *3. Auch ein leitender Krankenhausarzt (Chefarzt) hat bei der Ausübung von fachlichen Weisungen die Position des ihm unterstellten ersten Oberarztes zu berücksichtigen.* (amtlicher Leitsatz), BeckRS 2008, 50471 - Beck-Online <https://beck-online.beck.de/Default.aspx?vpath=bibdata/ents/urteile/2008/cont/beckrs_2008_50471.htm&pos=0&lasthit=true&hlwords=#xhlhit> [accessed 28 February 2015]

LAG Hessen 9 Sa 1555/93, Urteil vom 13.05.1994 (ArbG Kassel vom 22.07.1993 - 4 Ca 645/92), *Es hält sich im Rahmen billigen Ermessens, wenn ein leitender Abteilungsarzt („Chefarzt") einen ihm nachgeordneten Assistenzarzt nicht mehr alleine zum Bereitschaftsdienst einteilt, weil er auf Grund einer nachvollziehbaren Würdigung eines Vorfalls kein Vertrauen mehr zu dessen fachlichen Fähigkeiten hat.*, BeckRS 1994 30449815 - Beck-Online <https://beck-online.beck.de/Default.aspx?vpath=bibdata/ents/dgi/lag%20hessen/1994/cont/lag%20hessen.13_05_1994.9%20sa%201555_93.30449815.htm&pos=0&hlwords=#xhlhit> [accessed 28 February 2015]

LAG Köln 5 Sa 990/08, Urteil vom 15.12.2008, *Eingruppierung als Oberarzt, Eingruppierungsregelung, Oberarzt, Titularoberarzt, Lehrveranstaltungen, Gehaltsdifferenz* <https://beck-online.beck.de/?vpath=bibdata/ents/beckrs/2009/cont/beckrs.2009.54531.htm&pos=0&hlwords=titularoberarzt%c3%90+titular+%c3%90+oberarzt+#xhlhit> [accessed 13 April 2015]

LG München I 9 O 8128/12, Endurteil vom 17.04.2013, *Schadensersatz, Aufklärung, Knie-OP*

OLG Bamberg 4 U 11/03, Urteil vom 15.09.2003, *Schadensersatz bei Darmspiegelung*, BeckRS 2003 30328124 - Beck-Online <https://beck-online.beck.de/Default.aspx?vpath=bibdata/ents/nomos/olg%20bamberg/2003/cont/olg%20bamberg.15_09_2003.4%20u%2011_03.30328124.htm&pos=1&lasthit=true&hlwords=#xhlhit> [accessed 27 February 2015]

OLG Düsseldorf 8 U 55/89, Urteil vom 21.03.1991, *Anforderungen an Sorgfaltspflichten eines Assistenzarztes*, NJW 1991, 2968 - Beck-Online <https://beck-online.beck.de/Default.aspx?vpath=bibdata/zeits/njw/1991/cont/njw.1991.2968.1.htm&pos=0&hlwords=#xhlhit> [accessed 2 March 2015]

OLG Düsseldorf 8 U 18/92, Urteil vom 07.10.1993, *Keine Beweiserleichterung bei Routineeingriff eines in Ausbildung stehenden Assistenzarztes*, NJW 1994, 1598 - Beck-Online <https://beck-online.beck.de/default.aspx?typ=reference&y=300&b=1994&n=1&s=1598&z=NJW> [accessed 2 March 2015]

OLG Düsseldorf 8 U 41/02, Urteil vom 13.02.2003, *Konservative Versorgung, Schmerzensgeld, Behandlungsfehler, Methodenwahl, Fraktur, Arzt, Therapie, Assistenzarzt, eigene Verantwortung, Aufklärung, Behandlungsalternativen, Bruch*, BeckRS 2004, 05391 - Beck-Online <https://beck-online.beck.de/Default.aspx?vpath=bibdata/ents/beckrs/2004/cont/beckrs.2004.05391.htm&pos=0&lasthit=true&hlwords=#xhlhit> [accessed 27 February 2015]

OLG Karlsruhe 7 U 12/89, Entscheidung vom 10.10.1990, *Die Durchführung eines operativen Eingriffs (hier: Leistenbruchoperation) darf einem Arzt in Facharztausbildung bei Anwesenheit und eingriffsbereiter Assistenz des Oberarztes überlassen werden*, VersR 1991, 1177 - Beck-Online <https://beck-online.beck.de/Default.aspx?vpath=bibdata/ents/lsk/1995/0200/lsk.1995.02.0338.htm&pos=0&hlwords=#xhlhit> [accessed 2 March 2015]

OLG Karlsruhe 13 U 42–96, Urteil vom 19.03.1997, *Haftung des operierenden Arztes für unvollständige Risikoaufklärung durch Stationsarzt*, NJW-RR 1998, 459 - Beck-Online <https://beck-online.beck.de/?typ=reference&y=300&b=1998&n=1&s=459&z=NJW-RR> [accessed 25 February 2015]

OLG Karlsruhe 7 U 163/03, Urteil vom 08.12.2004, *Unzulässiges Teilurteil gegen mehrere Operateure*, NJW-RR 2005, 798 - Beck-Online <https://beck-online.beck.de/?typ=reference&y=300&b=2005&n=1&s=798&z=NJW-RR> [accessed 1 March 2015]

OLG Koblenz 5 U 860/88, Urteil vom 13.06.1990, *Operation durch Assistenzarzt*, NJW 1991, 2967 - Beck-Online <https://beck-online.beck.de/Default.aspx?vpath=bibdata/zeits/njw/1991/cont/njw.1991.2967.1.htm&pos=0&hlwords=#xhlhit> [accessed 2 March 2015]

OLG Koblenz 5 U 330/02, Urteil vom 18.05.2006, *Ärztliche Aufklärungs- und Geburtsleitungspflicht bei adipöser Zweitgebärender und makrosomem Kind mit Schulterdystokie*, NJW-RR 2006, 1172 - Beck-Online <https://beck-online.beck.de/Default.aspx?typ=reference&y=300&b=2006&s=1172&z=NJW-RR> [accessed 2 March 2015]

OLG München 1 U 1890/13, Schlussurteil vom 05.12.2013, *Schmerzensgeld, Behandlungspflichten, Aufklärungspflicht, Einwilligungserfordernis, Entscheidungskonflikt*, BeckRS 2014, 22391 - Beck-Online <https://beck-online.beck.de/Default.aspx?typ=reference&y=200&d=2013-12-05&az=1U189013&ge=OLGMUENCHEN> [accessed 27 February 2015]

OLG Stuttgart 14 U 62/2000, Urteil vom 22.02.2001, *Kontrolle der Thrombozytenzahl nach Gabe von Heparin,* NJOZ 2002, 1973 - Beck-Online <https://beck-online.beck.de/Default.aspx?vpath=bibdata/zeits/njoz/2002/cont/njoz.2002.1973.1.htm&pos=0&hlwords=#xhlhit> [accessed 23 May 2015]

Verzeichnis verwendeter Gesetze und Verordnungen

ÄApprO, Approbationsordnung für Ärzte vom 27. Juni 2002 (BGBl. I S. 2405), zuletzt geändert durch Artikel 2 der Verordnung vom 2. August 2013 (BGBl. I S. 3005) <http://www.gesetze-im-internet.de/_appro_2002/BJNR240500002.html> [accessed 2 May 2015]

AMG, Arzneimittelgesetz in der Fassung der Bekanntmachung vom 12. Dezember 2005 (BGBl. I S. 3394), geändert zuletzt durch Artikel 3 des Gesetzes vom 17. Dezember 2014 (BGBl. I S. 2222) <http://www.gesetze-im-internet.de/amg_1976/> [accessed 1 May 2015]

ArbZG, Arbeitszeitgesetz vom 6. Juni 1994 (BGBl. I S. 1170, 1171), zuletzt geändert am 20. April 2013 (BGBl. I S. 868) <http://www.gesetze-im-internet.de/arbzg/> [accessed 5 May 2015]

Ärzte-ZV, Zulassungsverordnung für Vertragsärzte in der im Bundesgesetzblatt Teil III, Gliederungsnummer 8230-25, veröffentlichten bereinigten Fassung, zuletzt geändert durch Artikel 4a des Gesetzes vom 20. Februar 2013 (BGBl. I S. 277) <http://www.gesetze-im-internet.de/zo-_rzte/BJNR005720957.html> [accessed 13 April 2015]

BÄO, Bundesärzteordnung in der Fassung der Bekanntmachung vom 16. April 1987 (BGBl. I S. 1218), zuletzt geändert durch Artikel 2 der Verordnung vom 21. Juli 2014 (BGBl. I S. 1301) <http://www.gesetze-im-internet.de/b_o/BJNR018570961.html> [accessed 25 April 2015]

BOÄ, Berufsordnung für die Ärzte Bayerns, Bayerisches Ärzteblatt Spezial 1/2012 <http://www.blaek.de/pdf_rechtliches/haupt/BO_2_16.pdf> [accessed 29 April 2015]

BayHKaG, Bayerisches Heilberufe-Kammergesetz: Gesetz über die Berufsausübung, die Berufsvertretungen und die Berufsgerichtsbarkeit der Ärzte, Zahnärzte, Tierärzte, Apotheker sowie der Psychologischen Psychotherapeuten und der Kinder- und Jugendlichenpsychotherapeuten in der Fassung der Bekanntmachung vom 6. Februar 2002 <http://www.gesetze-bayern.de/jportal/portal/page/bsbayprod.psml?showdoccase=1&doc.id=jlr-HKGBY2002rahmen&doc.part=X&doc.origin=bs> [accessed 12 April 2015]

BayKrG, Bayerisches Krankenhausgesetz in der Fassung vom 28.03.2007, letzte berücksichtigte Änderung: Art. 7, 22 und 23 geänd. (§ 1 Nr. 164 V v. 22.7.2014, 286) <http://www.gesetze-bayern.de/jportal/portal/page/bsbayprod.psml?showdoccase=1&doc.id=jlr-KHGBY2007rahmen&doc.part=X> [accessed 18 April 2015]

BBG, Bundesbeamtengesetz vom 5. Februar 2009 (BGBl. I S. 160), geändert zuletzt durch Artikel 1 des Gesetzes vom 6. März 2015 (BGBl. I S. 250) <http://www.gesetze-im-internet.de/bbg_2009/> [accessed 4 June 2015]

BeamtStG, Beamtenstatusgesetz vom 17. Juni 2008 (BGBl. I S. 1010), geändert durch Artikel 15 Absatz 16 des Gesetzes vom 05.02.2009 (BGBl. I S. 160) <http://www.gesetze-im-internet.de/beamtstg/> [accessed 25 May 2015]

BetrVG, Betriebsverfassungsgesetz in der Fassung der Bekanntmachung vom 25. September 2001 (BGBl. I S. 2518), zuletzt geändert durch Artikel 3 Absatz 4 des Gesetzes vom 20. April 2013 (BGBl. I S. 868) <http://www.gesetze-im-internet.de/betrvg/> [accessed 21 June 2015]

BGB, Bürgerliches Gesetzbuch in der Fassung der Bekanntmachung vom 2. Januar 2002 (BGBl. I S. 42, 2909; 2003 I S. 738), geändert durch Artikel 1 des Gesetzes vom 21. April 2015 (BGBl. I S. 610) <http://www.gesetze-im-internet.de/bgb/> [accessed 1 May 2015]

BtMG, Betäubungsmittelgesetz in der Fassung der Bekanntmachung vom 1. März 1994 (BGBl. I S. 358), zuletzt geändert durch Artikel 1 der Verordnung vom 5. Dezember 2014 (BGBl. I S. 1999) <http://www.gesetze-im-internet.de/btmg_1981/> [accessed 1 May 2015]

BtMVV, Verordnung über das Verschreiben, die Abgabe und den Nachweis des Verbleibs von Betäubungsmitteln vom 20. Januar 1998 (BGBl. I S. 74, 80), geändert zuletzt durch Artikel 2 der Verordnung vom 5. Dezember 2014 (BGBl. I S. 1999) <http://www.gesetze-im-internet.de/btmvv_1998/BJNR008000998.html> [accessed 14 June 2015]

EStG, Einkommensteuergesetz in der Fassung der Bekanntmachung vom 08. Oktober 2009 (BGBl. I S. 3366, 3862), geändert zuletzt durch Artikel 2 Absatz 7 des Gesetzes vom 01. April 2015 <http://www.gesetze-im-internet.de/estg/__18.html> [accessed 21 April 2015]

EStG vom 29.03.1920, § 9 Abs. 2, sog. Erzberger'sche Steuerreform

Europäisches Parlament und Europäischer Rat: Richtlinie 2005/36/EG über die Anerkennung von Berufsqualifikationen vom 07.09.2005 <http://eur-lex.europa.eu/legal-content/DE/TXT/HTML/?uri=CELEX:32005L0036&from=DE> [accessed 1 March 2015]

GewO, Gewerbeordnung in der Fassung der Bekanntmachung vom 22. Februar 1999 (BGBl. I S. 202), zuletzt geändert durch Artikel 10 des Gesetzes vom 15. April 2015 (BGBl. I S. 583) <http://www.gesetze-im-internet.de/gewo/> [accessed 31 May 2015]

GG, Grundgesetz für die Bundesrepublik Deutschland in der im
Bundesgesetzblatt Teil III, Gliederungsnummer 100- 1, veröffentlichten
bereinigten Fassung, zuletzt geändert durch Artikel 1 des Gesetzes vom
23. Dezember 2014 (BGBl. I S. 2438)
<https://www.bundestag.de/bundestag/aufgaben/rechtsgrundlagen/grund
gesetz/grundgesetz/197094> [accessed 13 April 2015]

GOÄ, Gebührenordnung für Ärzte in der Fassung der Bekanntmachung vom 9.
Februar 1996 (BGBl. I S. 210), zuletzt geändert durch Artikel 17 des
Gesetzes vom 4. Dezember 2001 (BGBl. I S. 3320) <http://www.gesetze-
im-internet.de/go__1982/> [accessed 3 May 2015]

HeilprG, Heilpraktikergesetz in der im Bundesgesetzblatt Teil III,
Gliederungsnummer 2122-2, veröffentlichten bereinigten Fassung, zuletzt
geändert durch Artikel 15 des Gesetzes vom 23. Oktober 2001 (BGBl. I S.
2702) <http://www.gesetze-im-internet.de/heilprg/BJNR002510939.html>
[accessed 1 May 2015]

IfSG, Infektionsschutzgesetz vom 20. Juli 2000 (BGBl. I S. 1045), zuletzt
geändert durch Artikel 2 Absatz 36 U. Artikel 4 Absatz 21 des Gesetzes
vom 7. August 2013 (BGBl. I S. 3154) <http://www.gesetze-im-
internet.de/ifsg/> [accessed 1 May 2015]

KHGG NRW, Krankenhausgestaltungsgesetz des Landes Nordrhein-Westfalen
vom 11. Dezember 2007
<https://recht.nrw.de/lmi/owa/br_text_anzeigen?v_id=10000000000000000
0483> [accessed 18 April 2015]

KSchG, Kündigungsschutzgesetz in der Fassung der Bekanntmachung vom 25.
August 1969 (BGBl. I S. 1317), zuletzt geändert durch Artikel 3 Absatz 2
des Gesetzes vom 20. April 2013 (BGBl. I S. 868) <http://www.gesetze-
im-internet.de/kschg/BJNR004990951.html> [accessed 25 May 2015]

MBO, (Muster-)Berufsordnung für die in Deutschland tätigen Ärztinnen und Ärzte,
MBO-Ä 1997 in der Fassung der Beschlüsse des 114. Deutschen
Ärztetages 2011
<http://www.bundesaerztekammer.de/recht/berufsrecht/muster-
berufsordnung-aerzte/muster-berufsordnung/> [accessed 25 April 2015]

MPBetreibV, Medizinprodukte-Betreiberverordnung in der Fassung der
Bekanntmachung vom 21. August 2002 (BGBl. I S. 3396), geändert
zuletzt durch Artikel 3 der Verordnung vom 11. Dezember 2014 (BGBl. I
S. 2010) <http://www.gesetze-im-internet.de/mpbetreibv/> [accessed 14
June 2015]

PartGG, Partnerschaftsgesellschaftsgesetz vom 25. Juli 1994 (BGBl. I S. 1744), geändert zuletzt durch Artikel 1 des Gesetzes vom 15. Juli 2013 (BGBl. I S. 2386) <http://www.gesetze-im-internet.de/partgg/__1.html> [accessed 21 April 2015]

RöV, Röntgenverordnung in der Fassung der Bekanntmachung vom 30. April 2003 (BGBl. I S. 604), geändert zuletzt durch Artikel 6 der Verordnung vom 11. Dezember 2014 (BGBl. I S. 2010) <http://www.gesetze-im-internet.de/r_v_1987/> [accessed 1 May 2015]

SKHG, Saarländisches Krankenhausgesetz vom 13. Juli 2005, zuletzt geändert durch Artikel 2 des Gesetzes vom 16. Oktober 2012 (Amtsbl. I. S. 436), <http://www.saarland.de/dokumente/thema_gesundheit/SKHG.pdf (§ 18, 2005)> [accessed 18 April 2015]

SächsKHG, Sächsisches Krankenhausgesetz vom 19. August 1993 (SächsGVBl. S. 675), zuletzt geändert durch Artikel 2 des Gesetzes vom 7. August 2014 (SächsGVBl. S. 446) <http://www.lexsoft.de/cgi-bin/lexsoft/justizportal_nrw.cgi?xid=148336,1 (§ 21 (2), 1993)> [accessed 18 April 2015]

Satzung der Bundesärztekammer, Arbeitsgemeinschaft der deutschen Ärztekammern in der vom 117. Deutschen Ärztetag 2014 beschlossenen Fassung <http://www.bundesaerztekammer.de/fileadmin/user_upload/downloads/Bundesaerztekammer_Satzung_2014.pdf> [accessed 11 March 2015]

SGB V, Das Fünfte Buch Sozialgesetzbuch – Gesetzliche Krankenversicherung – (Artikel 1 des Gesetzes vom 20. Dezember 1988, BGBl. I S. 2477, 2482), geändert durch Artikel 2 des Gesetzes vom 15. April 2015 (BGBl. I S. 583) <http://www.gesetze-im-internet.de/sgb_5/> [accessed 21 March 2015]

StGB, Strafgesetzbuch in der Fassung der Bekanntmachung vom 13. November 1998 (BGBl. I S. 3322), zuletzt geändert durch Artikel 1 des Gesetzes vom 21. Januar 2015 (BGBl. I S. 10) <http://www.gesetze-im-internet.de/stgb/> [accessed 1 May 2015]

StPO, Strafprozessordnung in der Fassung der Bekanntmachung vom 7. April 1987 (BGBl. I S. 1074, 1319), zuletzt geändert durch Artikel 2 Absatz 3 des Gesetzes vom 21. Januar 2015 (BGBl. I S. 10) <http://www.gesetze-im-internet.de/stpo/> [accessed 1 May 2015]

TFG, Transfusionsgesetz in der Fassung der Bekanntmachung vom 28. August 2007 (BGBl. I S. 2169), geändert durch Artikel 12 des Gesetzes vom 17. Juli 2009 (BGBl. I S. 1990) <http://www.gesetze-im-internet.de/tfg/> [accessed 1 May 2015]

WBO, (Muster-)Weiterbildungsordnung 2003 der Bundesärztekammer in der Fassung vom 28.06.2013 <http://www.bundesaerztekammer.de/fileadmin/user_upload/downloads/20130628-MWBO_V6.pdf> [accessed 27 February 2015]

ZPO, Zivilprozessordnung in der Fassung der Bekanntmachung vom 5. Dezember 2005 (BGBl. I S. 3202; 2006 I S. 431; 2007 I S. 1781), zuletzt geändert durch Artikel 1 des Gesetzes vom 8. Juli 2014 (BGBl. I S. 890) <http://www.gesetze-im-internet.de/zpo/> [accessed 1 May 2015]

Über den Autor

Dr. med. Lothar Schott LL.M., geb. 1962, ist seit 1988 klinisch tätig. Nach der Weiterbildung zum Facharzt für Innere Medizin erwarb er Abschlüsse in Intensivmedizin, Kardiologie und Notfallmedizin. Außerdem verfügt der Autor nach Absolvierung eines Aufbaustudiums in Medizinrecht über einen juristischen Masterabschluss. Im Umgang mit z.T. schwerkranken Patienten und ihren Angehörigen sowie bei der Weiterbildung von jüngeren Ärzten beschäftigte er sich zunehmend mit den ethischen und rechtlichen Grenzen der Medizin, insbesondere mit dem Selbstbestimmungsrecht des Patienten und der Verantwortung des einzelnen Arztes gegenüber Patient und Gesellschaft. Vor diesem Hintergrund entstand die vorliegende Studie, in welcher geprüft werden sollte, inwieweit der durch Gesetz und Berufsordnung gesicherte Status eines freien Berufs mit der traditionellen Hierarchie im ärztlichen Dienst des Krankenhauses kompatibel ist.